PREISFRAGE

WAS KANN DIE WISSENSCHAFT BE<!-- -->PANDEMIEN LEISTEN?

T0126620

DIE DREI BESTEN BEITRÄGE 2021

ÖAW

INHALT

EDITORIAL

OLIVER JENS SCHMITT

Mit der Ausschreibung einer Preisfrage hat die Österreichische Akademie der Wissenschaften 2018 eine Akademietradition wiederbelebt, deren Entstehung auf das 17. Jahrhundert zurückgeht. Auf den ersten Blick mag die Idee erstaunlich sein, doch das Ergebnis und der Zuspruch bestätigen die Relevanz dieser Form der wissenschaftlichen Kommunikation auch im 21. Jahrhundert. Mit der zweiten Ausschreibung hat die Akademie die weltweit grassierende und alles beherrschende COVID-19-Pandemie in den Blick genommen und wenige Wochen nach dem (ersten) Lockdown im Juni 2020 die Frage gestellt: „Was kann die Wissenschaft bei Pandemien leisten?"

Nach eineinhalb Jahren sind die Verluste an Menschenleben sehr hoch, Armut und psychische Belastungen haben sich stark ausgebreitet. Die Wissenschaft ist gefordert wie selten zuvor. Mit der Entwicklung von Impfstoffen, dem Diskurs über Rechtssicherheit und Freiheitsrechte oder über den Schutz besonders verletzlicher Gruppen sind die Wissenschaften und ihre Vertreterinnen und Vertreter in den Fokus der Öffentlichkeit, aber auch näher an die Lebenswelt der Menschen gerückt.

Im Sinne einer europäischen Gelehrtenrepublik konnten die Antworten auf die Preisfrage, was die Wissenschaft bei Pandemien leisten kann, in deutscher, englischer, französischer, italienischer, spanischer und russischer Sprache eingereicht werden. Umso erfreulicher ist es, dass die Autorinnen und Autoren der rund 120 Einreichungen aus 30 Ländern kamen, über Europa hinaus auch aus Südamerika, Afrika und Asien.

Die Antworten wurden von einzelnen Personen eingereicht, aber auch von Gruppen, ein wichtiger Hinweis darauf, wie auf die Herausforderung einer Preisfrage durchaus erfolgreich – zwei der drei prämierten Beiträge sind Teamarbeit – reagiert wird.

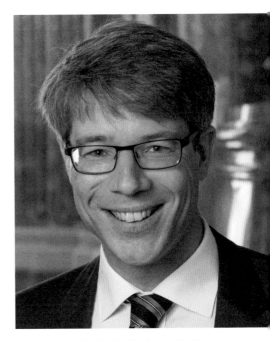

Oliver Jens Schmitt ist Professor für Geschichte Südosteuropas an der Universität Wien. 2011 wurde er zum wirklichen Mitglied der ÖAW gewählt. Seit 2017 ist er Präsident der philosophisch-historischen Klasse.

Die Jury, der ich im Namen des Präsidiums und der gesamten Akademie für ihre ausgezeichnete Arbeit danke, hat in der Diskussion und Bewertung die Relevanz einer multidisziplinären Gelehrtengesellschaft vorbildlich bewiesen. Nicht zuletzt ist auch auf den wissenschaftsdemokratischen Aspekt dieses Instruments hinzuweisen: Die Einreichung steht allen offen, die sich qualifiziert an der Debatte beteiligen, und die Form der Antwort, ob gelehrte Abhandlung oder kurzer Essay, ist ebenfalls den Einreichenden überlassen.

Den Ausgezeichneten möchte ich an dieser Stelle für ihre Einreichungen – die in dieser Publikation vorliegen – danken und sie zu ihrem Erfolg beglückwünschen. Aber auch allen Einreichenden danke ich für ihre Bereitschaft, diese Form der gelehrten Soziabilität anzunehmen und gemeinsam zu gestalten.

ZUM GELEIT

SYLVIA KNAPP, STEPHAN MOEBIUS

Wie bereits ein knapper Blick auf die Geschichte der Preisfragen, wie ihn Werner Telesko und Verena Winiwarter bei der ersten Preisfrage 2019 in ihrem Geleitwort vorgelegt haben, zeigt, erfüllt dieses Wissenschaftsformat mehrere Funktionen, die über den eigentlichen wissenschaftlichen Austausch hinaus auch wirtschaftliche, politische, soziale und kulturelle, oder allgemein: gesellschaftliche Felder betreffen. Auch die Preisfrage der Österreichischen Akademie der Wissenschaften 2020 sollte sich mit der gesellschaftlichen Relevanz der Wissenschaft befassen – eine Frage, die sich angesichts der COVID-19-Pandemie geradezu aufdrängte. So lautete die ÖAW-Preisfrage 2020:
„Was kann die Wissenschaft bei Pandemien leisten?"

Der Ausschreibungstext, für den bis zum 31. Dezember 2020 Essays eingereicht werden konnten, lautete:

Die weltweite Ausbreitung von COVID-19 zeitigt einschneidende gesellschaftliche und wirtschaftliche Folgen. Wissenschaftler/innen haben durch Handeln (und Nichthandeln) in Politik und Gesellschaft eine wichtige Rolle eingenommen. Das Verhältnis von Wissenschaft und Politik hat dadurch wohl auch eine neue Dimension erreicht, wobei sich wechselseitige Abhängigkeiten und Machtverhältnisse ausbilden. Während in der Phase der starken Ausbreitung des Virus Wissenschaftler/innen in vielen Ländern einen bestimmenden Einfluss auf das Regierungshandeln ausüben, stellt sich die Frage, ob sie durch energischeres Handeln in einer frühen Phase eine Eskalation hätten verhindern können. Bei der außergewöhnlichen Aufmerksamkeit, die die Öffentlichkeit in der Krise Äußerungen von Wissenschaftler/inne/n schenkt, stellte sich in verschärfter Weise die Frage nach der Art und Weise, wie

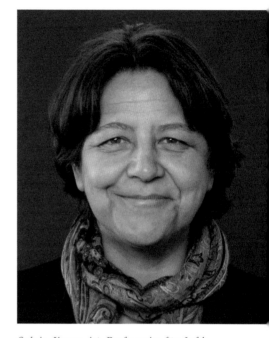

Sylvia Knapp ist Professorin für Infektionsbiologie an der Medizinischen Universität Wien. 2014 wurde sie zum korrespondierenden Mitglied der ÖAW gewählt.

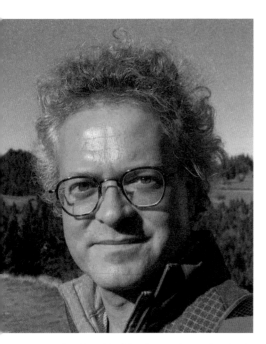

Stephan Moebius ist Professor für Soziologische Theorie und Ideengeschichte an der Universität Graz. 2019 wurde er zum wirklichen Mitglied der ÖAW gewählt.

Wissenschaftler/innen in der Öffentlichkeit Position beziehen, wie Forschungsergebnisse und vor allem auch wissenschaftliche Streitfragen, konfligierende Einschätzungen und nicht ausreichender Wissensstand der Politik und einer breiteren Öffentlichkeit zu kommunizieren sind, gerade in Abgrenzung zu politisch bewusst gestreuten Falschmeldungen bzw. in den sozialen Medien umlaufenden Gerüchten. Die Wissenschaft als System steht in der COVID-19-Krise auf dem Prüfstand. Hat sie die Prüfung bestanden? Welche Lehren sind aus der Krise zu ziehen? Geht die Wissenschaft gestärkt oder geschwächt aus ihr hervor?

Insgesamt wurden 127 Beiträge eingereicht. Davon erfüllten 106 Beiträge die geforderten Kriterien, wovon wiederum 64 Beiträge in deutscher, 35 in englischer sowie fünf in russischer und jeweils ein Beitrag in spanischer und italienischer Sprache verfasst waren. Die stilistische Bandbreite war weit, so gab es neben der Mehrzahl an „klassischen" Aufsätzen, auch Gedichte oder Zeichnungen. Die 106 Beiträge, die die Einreichkriterien erfüllten, wurden einer Jury vorgelegt, die aus dem Präsidium der ÖAW sowie weiteren Mitgliedern bestand (Christoph Bock, Johannes Schmidt,

Veronika Sexl, Kristina Stoeckl, Alice Vadrot, Ewald Wiederin, Josef Zechner). Das Auswahlverfahren umfasste mehrere Stufen. In einem ersten Schritt trafen die Mitglieder der Jury eine Vorauswahl, die dann in einer zweiten Sitzung am 4. Mai 2021 gemeinsam diskutiert wurde. Der Auswahldiskussion wurden folgende Kriterien zugrunde gelegt: inhaltliche Aspekte (Originalität der Darstellung, eigenständige Argumentation, Argumentationsverlauf, weiterführende Thesen/Fragen), strukturelle Aspekte (klare Formulierung der These/Fragestellung, Plausibilisierung des Themas, sinnvolle Struktur der Argumentation), Stil (angemessene Tonlage, Sprache, Lesbarkeit) und Interdisziplinarität. Entsprechend diesen Kriterien folgte eine ausführliche Diskussion, in der noch einmal die hohe Qualität der ausgewählten und prämierten Beiträge hervorgehoben wurde. Die letztgültige Entscheidung ist deshalb nicht leichtgefallen, die schließlich ausgewählten und prämierten drei Beiträge, die am 31. Mai vom Präsidium bestätigt wurden, zeichnen sich durch unterschiedliche Herangehensweisen an das Thema aus. Gemeinsam ist diesen drei Arbeiten, dass sie inspirieren und zum Nachdenken anregen.

Wie die ausgezeichneten Essays zeigen, gehört zu Wissenschaft nicht nur eine Leistungsschau, wie erfolgreich sie in Zeiten von Krisen zu deren Wahrnehmung, Deutung und Lösung beitragen kann, sondern auch, ihre eigene Rolle in der und für die Gesellschaft ständig mitzureflektieren und kritisch zu hinterfragen. Nur so kann ein Dialog zwischen Wissenschaft und Gesellschaft fruchtbar bleiben.

PREISFRAGE

WAS KANN DIE WISSENSCHAFT BEI PANDEMIEN LEISTEN?

ERSTER PREIS

ALEXANDER BOGNER

WAS KANN DIE WISSENSCHAFT BEI PANDEMIEN LEISTEN?

1. DIE WISSENSCHAFTLICHE ENTZAUBERUNG DER SEUCHEN

Als Hegel im November 1831 unerwartet starb, diagnostizierten die Ärzte „Cholera sicca", eine besonders bösartige Variante der Krankheit. Der Leichenwagen, der den Philosophen zu seiner letzten Ruhestätte auf den Dorotheenstädtischen Friedhof in Berlin brachte, wurde gründlich desinfiziert; die Leichenträger mussten zusammen mit ihren Pferden für fünf Tage in Quarantäne. Die Cholera war die erste Pandemie der späten Neuzeit und rollte im 19. Jahrhundert in sechs Wellen über Europa hinweg. Die Ursache der Seuche war damals noch unklar. Hegel selbst vermutete, dass Seuchen entstehen können, wenn ein Organismus sich nicht in seinem vertrauten Milieu aufhält.[1] Andere Gerüchte lauteten, die Cholera gehe auf Wetterschwankungen oder giftige Dämpfe zurück. Die Mutmaßungen über die Ursachen der Krankheit wurden erst in den 1890er Jahren durch Robert Koch beendet. Koch demonstrierte erfolgreich, dass die Cholera durch einen bakteriologischen Erreger („Vibrio cholerae") ausgelöst wird und förderte damit die Entwicklung einer modernen, naturwissenschaftlich informierten Medizin.

Als im Dezember 2019 in der chinesischen Stadt Wuhan schwere Lungenentzündungen mit unbekannter Ursache festgestellt wurden, dauerte

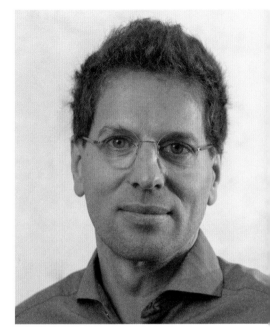

Alexander Bogner ist Soziologe und arbeitet am Institut für Technikfolgen-Abschätzung der Österreichischen Akademie der Wissenschaften (ÖAW). Er ist Präsident der Österreichischen Gesellschaft für Soziologie.

---

[1] Jürgen Kaube, *Hegels Welt*, Reinbek 2020, S. 497.

es keine vier Wochen, bis der Krankheitserreger identifiziert war. Kurz nach dem Jahreswechsel war auch die Genomsequenz des neuen Coronavirus entschlüsselt, und es stand ein Nachweisverfahren zur Verfügung.[2] Molekularbiologische Untersuchungen zeigten, dass SARS-CoV-2 im November 2019 wohl durch Übertragung von Fledermäusen entstanden war. Innerhalb weniger Wochen wurden wissenschaftliche Erkenntnisse zu Herkunft, Wirtsspektrum und Mutationsrate des Virus publiziert. Auch wenn der Stammbaum des Virus und seine Varianten bis heute noch nicht vollständig aufgeklärt sind – das Tempo, mit dem die wissenschaftliche Entschlüsselung der neuen Krankheit (COVID-19) vorangetrieben wurde, war atemberaubend.

Dieses Tempo verweist auf die Fruchtbarkeit des biomedizinischen Paradigmas, das sich im Zeitalter der Virologie-Pioniere wie Koch und Pasteur zu etablieren begann. Für die moderne Medizin ist die Biologie zur wichtigsten Bezugsdisziplin geworden, geprägt durch die Überzeugung,

dass sich universelle Mechanismen und Zusammenhänge verstehen lassen, wenn man Lebewesen in kleinste Einheiten zerlegt und auf molekularer Ebene analysiert. Die Interpretation der neuen Gefahr („Corona") in den bewährten Bahnen des biomedizinischen Erklärungsmodells brachte rasche Maßnahmen zu deren Eindämmung auf den Weg, aber nicht nur das: Noch nie wurde in so kurzer Zeit ein Impfstoff entwickelt. Inzwischen geht man davon aus, dass schon Anfang 2021 das große Impfen beginnen wird. Aber nicht nur die Geschwindigkeit der Impfstoffentwicklung ist beeindruckend, sondern auch die Breite und Tiefe der Impfstofftechniken. Neben konventionellen Techniken wie abgeschwächten Ganzzell-Impfstoffen kommen auch Impfstoffe zum Einsatz, die mit Hilfe der „Messenger"-RNA das Genmaterial des Virus nutzt, um die Zellen des betroffenen Organismus zu warnen.

Gesichertes Wissen bestand auch schnell über die Gefährlichkeit des Virus und seine wichtigsten Ansteckungswege. Private Haushalte, Reisen und „Superspreader"-Ereignisse wurden als Haupttreiber der Pandemie identifiziert. Dass etwa zehn Prozent der Corona-Fälle

80 Prozent aller Infektionen verursachten, wusste man schon wenige Monate nach Ausbruch der Pandemie.[3] Dagegen dauerte es viele Jahrhunderte, bis man wirklich verstand, wie sich die Pest verbreitet und welche Rolle Ratten und Flöhe dabei spielen. Deswegen waren die Todeszahlen bei der Pest im Vergleich zur gegenwärtigen Pandemie immens. Zwischen 1331 bis 1353 forderte der Schwarze Tod insgesamt 137,5 Millionen Tote; hochgerechnet auf die heutige Weltbevölkerung wären das 2,68 Milliarden Tote![4]. Tatsächlich verzeichnete die Johns-Hopkins-Universität Mitte Dezember 2020 weltweit rund 1,65 Mio. Todesfälle. Auch wenn diese Zahl bedrückend genug ist, so unterstreicht sie nachdrücklich die segensreiche Wirkung eines wissenschaftlich fundierten Krisenmanagements.

Was also leistet die Wissenschaft bei Pandemien? Nicht weniger als dies: Sie ist die maßgebliche Quelle der

---

[2]   Heiner Fangerau und Alfons Labisch, *Pest und Corona. Pandemien in Geschichte, Gegenwart und Zukunft*, Freiburg 2020, S. 150f.

[3]   Elizabeth C. Lee [et al.]: „The engine of SARS-CoV-2 spread", in: *Science* 370 (2020), S. 406–407.

[4]   Vgl. dazu Pasquale Cirillo und Nassim Nicholas Taleb, „Tail risk of contagious diseases", in: *Nature Physics* 16 (2020), S. 606–613.

Entzauberung von Pandemien. Unter dem Druck wissenschaftlicher Aufklärung verdampft alles Magische und Mythische, und an die Stelle eines vormodernen Schicksalsglaubens tritt, wie Max Weber bemerkt hat, der typisch moderne „Glauben daran: daß man, wenn man **nur wollte**, […] alle Dinge – im Prinzip – durch *Berechnen beherrschen* könne".[5] In der wissenschaftlich-technischen Zivilisation erscheint die Welt als ein in sich geschlossener, logischer Kausalzusammenhang. Ungewissheiten, Katastrophen und Naturgefahren werden als Herausforderungen an die menschlichen Gestaltungsfähigkeiten verstanden. Das neue Credo lautet: Nicht der Zufall, das Schicksal oder Gott machen die Geschichte, sondern der Mensch selbst, der auf diese Weise allerdings auch immer mehr zu tun bekommt. Er ist unentwegt dazu aufgerufen, eine offene und daher entscheidungsabhängige Zukunft auf Basis rationaler Analyse zu gestalten. In Anlehnung an Luhmanns Terminologie könnte man auch sagen:[6] Im Zuge wissenschaftlicher Weltentzau-

berung verändern Pandemien ihren Charakter; sie gelten bald nicht mehr als (schicksalhafte) Gefahr, der man vor allem mit Riten und Ritualen begegnete (etwa durch die Errichtung sog. *cordon sanitaires*), sondern als kalkulierbares Risiko, dem es auf Basis wissenschaftlicher Einsichten präventiv zu begegnen gilt.

2. DIE SELBSTENTZAUBERUNG DER WISSENSCHAFT

Dank wissenschaftlicher Weltentzauberung gelten Pandemien heute in erster Linie als Herausforderung für ein wissenschaftlich informiertes Krisenmanagement. Doch damit entstehen neue Krisen und Konflikte, in denen die Wissenschaft selbst im Mittelpunkt steht. Dies hat das Coronajahr 2020 hinlänglich deutlich gemacht: Im ganzen Jahr wurde ausgiebig gestritten, über Ansteckungswege und die Gefährlichkeit des Virus, über den Sinn von Schutzmasken und Reisebeschränkungen, über Nutzen und Gefahren von Schulschließungen und Produktionsstopps in wichtigen Branchen. Als maßgeblicher Bezugspunkt des politischen Krisenmanagements geriet damit wissenschaftliche Expertise in

den Fokus öffentlicher Aufmerksamkeit und politischer Auseinandersetzungen. Gestritten wurde (und wird) folglich über die richtige Interpretation der verfügbaren Zahlen, Daten und Studien, über die Vorläufigkeiten und Ungewissheiten des verfügbaren Wissens sowie über die Gefahren beschleunigten Publizierens für die wissenschaftliche Qualitätssicherung („Peer-Review"). Gestritten wird also über Wissenschaft, und zwar auch innerhalb der Wissenschaft.

„COVID-19: Wo ist die Evidenz?", fragte etwa das „Deutsche Netzwerk Evidenzbasierte Medizin" im September 2020 und unterstellte in ihrem zehnseitigen Positionspapier, restriktive Maßnahmen würden aufgrund fehlender Evidenz mittlerweile größeren Schaden anrichten als das Virus selbst. Widerspruch kam von Seiten der Deutschen Cochrane Stiftung, einem von der Freiburger Universitätsklinik organisierten Netzwerk von Evidenz-Fachleuten. Diese hatten zehntausende Publikationen nach wissenschaftlichen Belegen für die Wirksamkeit von Quarantäne, Kontaktverfolgung und Reisebeschränkungen durchforstet und waren zu dem Ergebnis gekommen, dass gerade die Quarantäne wichtig ist, um Inzidenz und Mortalität während der

---

5   Max Weber, *Wissenschaft als Beruf,* Stuttgart 1995, S. 19 (Orig. 1919).

6   Niklas Luhmann, *Soziologie des Risikos,* Berlin 1991.

Pandemie zu reduzieren – auch wenn über das genaue Ausmaß dieser Effekte noch Unsicherheit besteht.[7]

Nur kurz darauf, Anfang Oktober 2020, globalisierte sich der innerwissenschaftliche Streit um die richtige Strategie gegen die Pandemie. Drei Gelehrte, die an hochrangigen britischen bzw. US-Universitäten arbeiten, verfassten in Great Barrington (Massachusetts) ein Dokument, das als Petition gegen die wissenschaftliche Mehrheitsmeinung formuliert ist und in kurzer Zeit von mehr als einer halben Million besorgter Bürger/innen und Fachleuten aus Medizin und Gesundheitswissenschaften unterzeichnet wurde.[8] Die „Great Barrington Declaration" rief die Pandemie-Politiker/innen zum Umdenken auf. Die Lockdown-Politik, so heißt es eingangs in dem Dokument, trage mittelfristig zu einer Verschlechterung der öffentlichen Gesundheit und einer Verschärfung der sozialen Ungleichheit bei.

Empfohlen wird stattdessen die Strategie des „gezielten Schutzes" *(focused protection)*. Der Großteil aller Menschen soll ein normales Leben führen, damit sich durch natürliche Infektion „Herdenimmunität" herstellt, die dann auch gefährdete Personen schützt. Risikopersonen hingegen sollen vorerst isoliert werden.

„Ein gefährlicher Trugschluss, der nicht durch wissenschaftliche Evidenz unterstützt wird", urteilten die Verfasser eines Gegen-Memorandums, das in der medizinischen Fachzeitschrift „The Lancet" veröffentlicht wurde und online von rund 7000 Wissenschaftler/inne/n unterzeichnet wurde.[9] Gegen die Strategie der Herdenimmunität wird auf wissenschaftlichen Konsens in folgenden Punkten verwiesen: Die Sterblichkeitsrate von COVID-19 sei um ein Vielfaches höher als bei der Grippe; Infektionen könnten auch bei Jüngeren zu lang anhaltenden Erkrankungen führen, und außerdem bestehe das Risiko von Zweitinfektionen. Unklar bleibe außerdem, wie man

den (weitläufigen) Kreis gefährdeter Personen, der in einigen Regionen Europas bis zu 30 Prozent ausmache, wirkungsvoll schützen könne.

Expert/inn/en widersprechen sich (was in der Regel zu produktiven Debatten führt), und sie ändern in dieser Krisenzeit auch ihre Meinung. Für den Nutzen des Tragens von Schutzmasken, so erklärte Christian Drosten Ende Februar 2020, gebe es „keine wissenschaftliche Evidenz". Ähnlich sah es Lothar Wieler, Präsident des Robert Koch-Instituts in Berlin.[10] Bald darauf änderten beide ihre Position. Doch dieser Positionswandel verweist natürlich nicht zuletzt darauf, mit welcher Geschwindigkeit in Coronazeiten Erkenntnisse und Daten zusammengetragen werden. Gleichzeitig bleiben viele Fragen offen, viele Einschätzungen fehlerhaft und viele Feststellungen vorläufig. Dies gereicht der Wissenschaft nicht zum Schaden, solange Ungewissheiten und Fehlerrisiken mitkommuniziert werden. Fachleute wie Christian Drosten sind nicht zuletzt deshalb in den Rang eines Chefberaters aufgestiegen, weil sie in ihren öffentlichen Diskussionsbeiträ-

---

[7] Das Papier des Deutschen Netzwerks Evidenzbasierte Medizin findet sich unter https://www.ebm-netzwerk.de/de/veroeffentlichungen/covid-19; vgl. zu einschlägigen Gutachten der Cochrane Stiftung https://www.cochrane.de/de/coronavirus-covid-19/cochrane-rapid-reviews.

[8] https://gbdeclaration.org/

[9] Nisreen A. Alwan [et al.], „Scientific consensus on the COVID-19 pandemic: we need to act now", in: *The Lancet* 396 (2020), S. e71–72 (online publiziert am 14. Oktober 2020), eigene Übersetzung.

[10] Maximilian Probst, „Hygiene: Der Irrtum des Anfangs", in: *Die Zeit*, 13. August 2020, S. 30.

gen und Podcasts beispielhaft vorgeführt haben, dass wissenschaftliche Glaubwürdigkeit sich nur über die offene Kommunikation der Grenzen und Unschärfen derzeit verfügbarer Erkenntnisse herstellt.

In der Coronakrise führt die Wissenschaft ihre eigenen Lernprozesse sozusagen öffentlich und in Echtzeit vor. Auf diese Weise werden zentrale Aspekte jenes Ethos ersichtlich, das die Wissenschaft wie keine andere Form kognitiver Praxis auszeichnet, nämlich die unvoreingenommene Prüfung aller Wissensansprüche anhand logischer und empirischer Maßstäbe und eine hartnäckige Skepsis, auch den eigenen Forschungsleistungen gegenüber. Natürlich geraten wichtige Prinzipien wissenschaftlicher Qualitätssicherung wie etwa die interne Bewertung von Forschungsleistungen („Peer-Review") unter Druck, weil die krisenbedingte Nachfrage nach raschen Ergebnissen den Trend zur Publikation von „Preprints" verstärkt. Aber wiederum: Es ist die Wissenschaft selbst, die auf die Risiken dieser Praxis (sowie ihren potenziellen Nutzen für die Forschung) öffentlich aufmerksam macht und im Anschluss diskutiert, wie sich eine Aushöhlung wissenschaftlicher Qualitätsstandards im

Zuge beschleunigter Forschung verhindern lässt.[11] Auch in diesem Fall bemisst sich die Leistungsfähigkeit der Wissenschaft nach ihrer Fähigkeit zur Selbstkritik.

Es ist also die Wissenschaft selbst, die in Pandemie-Zeiten, wenn man so will, eine heilsame Entzauberung der Wissenschaft betreibt. Der interessierten Öffentlichkeit wird vor Augen geführt, dass sich wissenschaftliche Erkenntnisse nicht irgendeiner höheren Weisheit verdanken, sondern methodengeleitetem Vorgehen und der Bereitschaft zu hartnäckiger (Selbst-)Kritik. Weiters wird deutlich, dass die zeitgenössische Wissenschaft keineswegs auf dem Glauben an eine absolute Wahrheit basiert, also auf dem Aberglauben, „dass die Wahrheit göttlich ist", wie Nietzsche höhnte.[12] Tatsächlich realisiert sich wissenschaftlicher Fortschritt, auch dies hat die Pandemie stellenweise deutlich gemacht, in einer so raschen wie unaufhörlichen Abfolge immer besser begründeter, aber stets

---

[11] Vgl. dazu Alex John London und Jonathan Kimmelman, „Against pandemic research exceptionalism", in: *Science* 368 (2020), Issue 6490, S. 476–477.

[12] Friedrich Nietzsche, *Die fröhliche Wissenschaft*, Stuttgart 2000, S. 237 (Orig. 1882).

überholungsbedürftiger Erkenntnisansprüche.

Die Idee absoluter, unbezweifelbarer Wahrheit verträgt sich nicht mit der Wissenschaft, oder wie Karl Popper anmerkte: „Das Spiel Wissenschaft hat grundsätzlich kein Ende."[13] Aus diesem Spiel aber steigt aus, wer Wahrheitsansprüche nicht mehr hinterfragt. Im Übrigen wirkt die Respektlosigkeit, mit der die Wissenschaft jedem Wahrheitsanspruch begegnet, in Summe systemstabilisierend. Schließlich ist die fortgesetzte Evolution des Systems Wissenschaft nur durch Dissens und Widerspruch gesichert, nicht aber durch fragloses Einvernehmen. Das Abreißen der Kritik wäre das Ende der Wissenschaft.

3. WAHRHEIT, POLITIK UND DIE GEFAHR DES SZIENTISMUS

Als im Jahr 1834 die Cholera in Madrid wütete, eskalierte die Gewalt: Ein aufgebrachter Mob lynchte 80 Geistliche, nachdem das Gerücht die Runde gemacht hatte, die Jesuiten hätten die Brunnen vergiftet. Polizeistationen und Apotheken wur-

---

[13] Karl Popper, *Logik der Forschung*, Tübingen 1971, 4. verb. Auflage, S. 26 (Orig. 1934).

den geplündert, Heilkundige und (vermeintliche) Giftmischer gejagt. Unruhen und Aufstände gab es auch andernorts, in Königsberg, Paris, St. Petersburg. In manchen Regionen, die von der zweiten Cholera-Pandemie in diesem Jahrhundert heimgesucht wurden, kam es zur Massenflucht.[14] Vielerorts drohten totaler Ordnungsverlust und Anomie.

Wie anders dagegen die Situation im Coronajahr 2020! Es gab weder Lynchjustiz, noch geplünderte Supermärkte oder Apotheken, höchstens ein paar Hamsterkäufe. Die alarmierenden Bilder aus der Lombardei im März 2020 erzeugten einen breiten gesellschaftlichen Konsens. Angesichts tausender Toter in Italien und Spanien bekam der Gesundheitsschutz bald überall oberste Priorität eingeräumt. Die Legitimität staatlich-exekutiven Handelns speiste sich aus dem grundlegenden Vertrauen der Bevölkerung, dass die Politik die öffentliche Sicherheit und Gesundheit zu schützen imstande ist. Dieses Vertrauen ist nicht unbegründet, schließlich kann die Politik auf mächtige Hilfe von außen bauen.

Tatsächlich richtete sich der hilfesuchende Blick der vom Virus überraschten Politik sofort auf die Wissenschaft bzw. auf die zeitweiligen Leitdisziplinen Virologie und Epidemiologie. Die maßgeblichen Statements, Interviews und Podcasts kamen von den Virolog/inn/en, die in der Krise fast schon als Popstars gehandelt wurden. Die Namen von Anthony Fauci (USA), Anders Tegnell (Schweden) oder Christian Drosten (Deutschland) waren in den Medien allgegenwärtig. Die Politik richtete ihre Strategien an den Warnungen der Expert/inn/en aus. Sogar der britische Premierminister Boris Johnson verwarf seine eigenwillige Strategie der Herdenimmunität, als Forscher eine Viertelmillion Tote prognostizierten, und erließ – viel zu spät, wie viele Expert/inn/en bemängelten – einen Lockdown. Es ist darum nur folgerichtig, dass die deutsche Wissenschaftsministerin Anja Karliczek mit Blick auf das Verhältnis von Wissenschaft und Politik festhielt: „Wissenschaftliche Erkenntnisse leiten die Politik und leiten uns wie selten zuvor."[15]

Das waren damals – gerade mit Blick auf die von Donald Trump geführten USA – beruhigende Worte. In bewusster Abgrenzung zum Populismus, dem wissenschaftliche Erkenntnisse wenig gelten, suchten die Regierungen der gefestigten liberalen Demokratien Europas die enge Kooperation mit der Wissenschaft. Politik wurde auf Basis von Vernunft und wissenschaftlicher Expertise gemacht. So erfreulich dies zweifellos ist – es bleibt die Aufgabe der Wissenschaft, auch die Schattenseiten einer solchen Verwissenschaftlichung der Politik zu analysieren. Welche Gefahren drohen hier?

Der Primat der Wissenschaft bzw. der Medizin unterstützte in der Frühphase der Krise eine Politik der Alternativlosigkeit. Virolog/inn/en klärten über Infektionsrisiken, Verdopplungszeiten und Reproduktionsraten auf und lieferten der Politik die Argumente für ihr Handeln. In den Talkshows wurde erklärt und informiert, nicht gestritten. Die Angst vor dem neuen Virus erzeugte Konsens in ungeahntem Ausmaß – das Parlament war als genuiner Ort für eine kontroverse Debatte zunächst nicht gefragt. Auch wenn viele Expert/inn/en – gerade auch die Mitglieder der *Task Force* im österreichischen

---

14 Birgit Aschmann, „Als die Cholera nach Europa kam", in: *Frankfurter Allgemeine Zeitung*, 14. September 2020, S. 6.

15 Anja Karliczek, „Die Stunde der Erklärer", in: *Frankfurter Allgemeine Zeitung*, 1. April 2020, S. N1.

Gesundheitsministerium – immer wieder betonten, dass sie keineswegs über ein politisches Mandat verfügten und die Wissenschaft niemals der Politik die Entscheidung abnehmen könne, etablierte sich in der Coronakrise weithin die Vorstellung: Wer auf die Wissenschaft hört, wer der Mehrheit der Expert/inn/en folgt, wird die richtige Politik machen. Dahinter steht die Idee, dass es so etwas wie eine ideologiefreie Politik gibt, wenn die Politik in der betreffenden Sache durch eine höhere Instanz festgelegt ist – sei es der technische Sachzwang, die wissenschaftliche Evidenz oder der Expertenkonsens. Doch eine Politik, die sich als alternativlos versteht, ist eigentlich gar keine Politik mehr.

Schon Hannah Arendt hat auf den grundlegenden Widerspruch zwischen Wahrheit und Politik hingewiesen. Zwar wird die Wahrheit von der Politik als Argumentations- und Legitimationsressource geschätzt und geschützt (zumindest in liberalen Demokratien). Doch gleichzeitig hat die Politik auch Angst vor der Wahrheit, denn von der Wahrheit geht eine Zwangswirkung aus, der sich die Politik nicht entziehen kann. Die Wahrheit, so Arendt, trage „ein Moment des Zwangs in sich"; vom

„Standpunkt der Politik aus gesehen, hat die Wahrheit einen despotischen Charakter".[16] Schließlich muss die Wahrheit auf nichts und niemanden Rücksicht nehmen, wenn sie akzeptiert ist. Sie muss abweichende Meinungen nicht zur Kenntnis nehmen, weil Meinungen als persönlich gefärbte Gedanken und daher geradezu als Gegenstück zur Wahrheit gelten. Nachdem Wahrheitsansprüche erfolgreich durchgesetzt worden sind, ist die Diskussion bis auf Weiteres beendet. Das bessere Wissen (oder was als besseres Wissen gilt) erzeugt unmittelbare Handlungszwänge für die Politik, zumindest dann, wenn allgemein geteilte Werte (wie z. B. die Gesundheit) auf dem Spiel stehen.

Im Klimabereich wird dieser Zusammenhang derzeit am besten sichtbar: Der zähe Kampf um die Frage, ob es in der Beschreibung und Interpretation der globalen Erwärmung einen soliden Expertenkonsens gibt, erklärt sich nur durch die gemeinsam geteilte Erwartung aller Konfliktparteien, dass die Politik dem Expertenkonsens folgen muss. Mittlerweile

hat sich sogar ein eigenes kleines Forschungsfeld etabliert: Fachleute aus den Klimawissenschaften errechnen mittels aufwändiger Literatur- und Metaanalysen, wie hoch der Expertenkonsens in der Frage des anthropogenen Klimawandels wirklich ist.[17] Aber auch in der Coronakrise wird die Macht des wissenschaftlichen Wissens überdeutlich: Manche Kennzahlen, wie etwa die Verdopplungzeit oder die Sterblichkeitsziffer, formulieren mit dem Erreichen eines gewissen Schwellenwerts einen unaufschiebbaren Handlungsbedarf an die Adresse der Politik.

Keine Frage: Eine (quasi automatisierte) Politik der Zahlen und Fakten ist legitim, sofern quasi unanfechtbare Ziele und Werte auf dem Spiel stehen, also „Notstand" herrscht. Doch es bleibt daran zu erinnern, dass die Fakten nie für sich selbst sprechen. Wer glaubt, dass auch in politischer Hinsicht alles gesagt ist, wenn die Wissenschaft gesprochen hat, gefährdet die Autonomie der

---

[16] Hannah Arendt, „Truth and Politics", in: Peter Baehr (Hrsg.), *The Portable Hannah Arendt*, New York 2000, S. 545–575, hier: S. 555 (Orig. 1967), eigene Übersetzung.

[17] Wichtige Referenzpublikationen sind Naomi Oreskes, „The Scientific Consensus on Climate Change", in: *Science* 306 (2004), S. 1686; John Cook [et al.], „Quantifying the Consensus on Anthropo-genic Global Warming in the Scientific Literature", in: *Environmental Research Letters* 8 (2013) Nr. 2.

Politik. Politik wird auf diese Weise mit der Wahrheitsidee kurzgeschlossen oder anders gesagt: Die Wahrheit wird zum Legitimationsmodus der Politik. Auch wenn dies für die Wissenschaft verheißungsvoll klingen mag – lebendige Demokratien sollte es alarmieren. Denn demokratische Politik lebt davon, auf transparente Weise (wechselnde) Mehrheiten zu organisieren und temporäre Kompromisse zu schmieden, um Interessen- und Wertekonflikte vorläufig zu befrieden. Sie sollte sich keinesfalls darin erschöpfen, die Weisungen einer Wissenselite auszuführen. Der Traum des Szientismus ist das Ende des Politischen.

4. DIE MACHT DES WISSENS UND DIE STABILISIERUNG DER GESELLSCHAFT

Die Corona-Pandemie hat die Gesellschaft in ein Realexperiment geschickt, in dem so manche Selbstverständlichkeiten und Gewohnheiten auf den Prüfstand gestellt wurden. Die Einschränkung unseres Bewegungsspielraums und unserer Sozialkontakte, die tiefen Einschnitte ins Wirtschaftsleben sowie eine unverhoffte Intensivierung des Familienlebens in Form von *Homeoffice* und *Homeschooling* stellten neuartige Herausforderungen für alle Beteiligten dar.

Nicht zuletzt in kognitiver Hinsicht hat uns das Virus einiges abverlangt. Im Zuge der medialen Berichterstattung mussten wir uns an ungewohnte und schwierige Begriffe wie die Reproduktionszahl R, den Dispersionsfaktor k, den Viruslastschwellenwert oder den Manifestationsindex gewöhnen. Wir lernten neue Konzepte kennen und verstehen wie Übersterblichkeit, Herdenimmunität, Inzidenz und Infektiosität. Kurzum, uns wurde bewusst, dass wissenschaftliche Expertise die zentrale Voraussetzung zur Teilhabe am öffentlichen Diskurs über das Virus und die Corona-Politik darstellt.

Diesen hohen Verwissenschaftlichungsgrad teilt die Coronakrise mit anderen Krisen und Konflikten. Auch wenn es um die Bewältigung der Klimakrise geht, um den Einsatz von Pestiziden in der Landwirtschaft (Glyphosat), um Fahrverbote in schadstoffbelasteten Ballungsräumen, um die Risiken von elektromagnetischen Feldern (5G-Netz) oder von Kombinationsimpfstoffen – diskutiert und gestritten wird in all diesen Fällen um die Zuverlässigkeit von Daten und Beobachtungen, die Glaubwürdigkeit von Szenarien und Modellen oder die Stichhaltigkeit von Grenzwerten und Kennzahlen. In den Mittelpunkt der Aufmerksamkeit bzw. der Auseinandersetzungen rücken deshalb epistemische Aspekte, also Fakten, Evidenzen, kognitive Kompetenzen, wissenschaftliche Expertise. Das bedeutet natürlich nicht, dass heute automatisch intelligenter oder informierter gestritten wird als früher, sondern nur, dass Wissen sowohl zur maßgeblichen Ressource als auch zum zentralen Gegenstand in vielen Auseinandersetzungen wird.

Die Kontrahent/inn/en in diesen Streitigkeiten mag im Detail sehr vieles trennen. Was sie jedoch vereint, ist der feste Glauben daran, dass die gegenwärtige Krise oder die aktuelle Streitfrage erst dann richtig begriffen oder richtig formuliert werden kann, wenn es im Kern um Wissensdinge geht bzw. wenn wir sie als Wissensprobleme verhandeln. Die zentralen Fragen lauten dann dementsprechend: Auf welche Einsichten, Daten, Evidenzen stützt sich das Wissen? Wie zuverlässig sind die jeweiligen Wissensbehauptungen? Basieren sie auf wissenschaftsinternen Qualitätssicherungsprozessen? Wie hoch ist das Ausmaß an Uneindeutigkeit bzw.

an Nichtwissen? Welches Wissen ist das wahre Wissen? Dahinter steht die gemeinsame Überzeugung, dass die strittigen Angelegenheiten nur durch Rekurs auf die Wissenschaft, also durch die Macht der Zahlen und Fakten, eine Lösung finden wird, die von allen Beteiligten dann auch einhellig als überlegen anerkannt wird.

Auf diese Weise, so die naheliegende Erwartung, trägt die Wissenschaft zur Stabilisierung der Gesellschaft bei, sorgt sie doch für eine Befriedung sozialer Spannungen aufgrund ihrer besonderen epistemischen Qualitäten. Diese Hoffnung begleitet die Wissenschaft schon länger. Schon in der frühen Neuzeit sollte die damals noch junge Experimentalwissenschaft jene Turbulenzen überwinden helfen, in die die Gesellschaft geraten war. Damals befanden sich die europäischen Gesellschaften in einem Zustand permanenter Krise, die sich verschiedenen Ursachen verdankte: Die Überwindung des Feudalismus führte zur Erweiterung politischer Teilhabe, der Buchdruck zur Erweiterung kultureller und intellektueller Teilhabe; die Reformation führte zur Erschütterung der spirituellen Autoritäten, die Entdeckung der Neuen Welt zu einem neuen Weltbild. All dies leitete die Abkehr von jenem alten Modell einheitlicher Repräsentation ein, in dem der Monarch als politischer Repräsentant, der Papst als Repräsentant Gottes und die Heilige Schrift als Repräsentantin der Wahrheit fungierten. Die aus diesem Transformationsprozess resultierende Institutionenkrise warf also die Frage auf, wie sich die Gefahr gesellschaftlicher Zersplitterung und Desintegration bannen ließe. Die Antwort lautete: durch die Stabilisierungswirkung überlegenen Wissens. Die Wissenschaft, so die damalige Hoffnung, könne die Ordnung und Einheit stärken, obgleich die Voraussetzungen dafür auf sozialer Ebene eigentlich fehlten.[18]

In ähnlicher Weise lässt sich die Rolle der Wissenschaft in der gegenwärtigen Pandemie deuten. Gerade die zahlreichen Streitigkeiten um die Angemessenheit einzelner politischer Maßnahmen zeigen sehr schön, dass die Kontrahenten – trotz aller Differenzen im Detail – ein übereinstimmendes Wirklichkeits- und Wahrheitsverständnis haben; andernfalls könnten sie sich gar nicht sinnhaft aufeinander beziehen. Nur der gemeinsame Glaube daran, dass es in der betreffenden Streitfrage eine „richtige" Antwort gibt, verwandelt die bloße Alternativmeinung in einen produktiven Dissens und führt zu einem (produktiven) Streit. Anders gesagt: Der Magnetismus der Wahrheitsidee verhindert, dass die widersprüchlichen Positionen beziehungslos nebeneinander stehen bleiben.

Das heißt, die Wissenschaft trägt mittels Durchsetzung eines rationalistischen Weltbildes zur Stabilisierung der sozialen Ordnung bei, sorgt sie doch dafür, dass die Menschen – gleich welcher Klasse, Schicht oder Hautfarbe – in derselben Welt leben. Schließlich beziehen sie sich – wenngleich mit oftmals unterschiedlichen Absichten – auf dieselbe, von der Wissenschaft entwickelte, Infrastruktur von Fakten, Relevanzen und Evidenzen. Damit ergibt sich auf der epistemischen Ebene ein Zusammenhalt, der – Stichwort Klassengesellschaft – auf sozialer Ebene fehlt.

Der hohe Verwissenschaftlichungsgrad vieler politischer Probleme liegt also nicht allein in der Natur der Sache; er erklärt sich nicht allein daraus, dass es um komplizierte Dinge geht. Dass wir über Corona (oder den Klimawandel) vor allem in Wissenskategorien debattieren (und weniger

---

[18] Vgl. dazu Steven Shapin und Simon Schaffer, *Leviathan and the Air-Pump. Hobbes, Boyle, and the Experimental Life,* Princeton 1985.

mit Bezug auf Werte oder Interessen), hat auch mit der Suggestivkraft des Wissens zu tun. Das bessere Wissen ist – im Gegensatz zu Interessen und Präferenzen – nicht verhandelbar. Der politische Rekurs auf dieses Wissen verspricht stabile Lösungen. Die Wissenslastigkeit vieler Krisen und Konflikte spiegelt also nicht zuletzt den Wunsch nach gesellschaftlicher Stabilität. In der öffentlichen Rede wird diese Wissenslastigkeit nicht zuletzt in den Begriffen greifbar, die wir für die Fundamentalopposition bereithalten: Wir nennen sie „Klimawandelleugner", „Evolutionsleugner", „Coronaleugner".

5. DER BOOM DER VERSCHWÖRUNGSTHEORIEN

In der Pandemie hat die Wissenschaft nicht nur das Virus als großen Gegenspieler. Vielmehr hat sie heute – zu ihrer eigenen Überraschung – mit einem Kontrahenten zu kämpfen, der sich im Schatten der Krise zu einer politisch einflussreichen Gegenstimme entwickelt hat. Die Rede ist von den sogenannten Corona-Leugner/inne/n, also Leuten, die gesicherte wissenschaftliche Erkenntnisse ignorieren und Verschwö-

rungstheorien verbreiten. Anlässlich sogenannter Querdenker-Demos in vielen deutschen und einigen österreichischen Städten war auf handgemalten Transparenten zu lesen, dass COVID-19 nicht bedrohlicher sei als jede andere Grippewelle. 5G-Gegner/innen sahen in den Funkmasten die wahren Auslöser der Pandemie; radikale Impfverweigerer und -verweigerinnen betrachteten die Coronakrise als politische Inszenierung, um Zwangsimpfungen durchsetzbar zu machen. Bill Gates steuere mithilfe seiner Stiftung die Pandemie, um an den Impfungen viel Geld zu verdienen. Die Impfstoffe seien zudem mit Mikrochips versetzt, um alle Geimpften lückenlos überwachen zu können. Und so weiter und so fort.

Die Corona-Leugner/innen sind davon überzeugt, die Machenschaften einer kleinen Elite aufzudecken, also einen legitimen Befreiungskampf gegen das „Establishment" zu führen und für die „unterdrückte" Wahrheit zu kämpfen. Diese Überzeugung teilen sie im Übrigen mit anderen antiwissenschaftlichen Bewegungen, die im Englischen unter dem Sammelbegriff *science denialism* geführt werden. Zu dieser unheiligen Allianz, die wissenschaftlich gesicherte Erkenntnisse ignoriert und auf Basis „alternativer"

Einsichten Politik betreibt, gehören die Klimawandelleugner/innen, Anhänger/innen des Kreationismus, Verfechter/innen der *Flat-Earth*-Bewegung oder auch fundamentalistische Impfgegner/innen. Diese gegenaufklärerische Graswurzelbewegung ist verschworen in ihrem Glauben an eine Verschwörung der Besserwisser; sie begleitet den raschen Aufstieg des politischen Populismus und heizt Debatten um Postfaktizität und „alternative Fakten" an. Wer überlegenes, gesichertes Wissen für sich reklamiert, gilt in diesen Kreisen nicht als seriöse/r Wissenschaftler/in, sondern als Feind der Demokratie. Mit Bestürzung berichten akademische Beobachter/innen, dass der Amoklauf gegen Rationalismus und Expertentum mittlerweile zum Massensport geworden ist.[19]

So hat die antiautoritäre Revolte gegen die Wissenschaft heute ein eigenartiges, fremdes Gesicht. Denn sie wird nicht mehr von den Sympathieträger/inne/n der Vergangenheit – rebellierenden Studierenden, kritischen Intellektuellen, sozialökologisch Bewegten – getragen, sondern

---

[19] Vgl. Tom Nichols, *The Death of Expertise. The Campaign Against Established Knowledge and Why it Matters*, New York 2017.

zu einem guten Teil von Demagog/inn/en und Populist/inn/en, die uns mit teils belustigenden, teils verstörenden Zweifeln und Fragen konfrontieren: Die Klimaerwärmung – eine chinesische Erfindung? Der Mensch – tatsächlich ein Resultat der Evolution? Die Erde – eine flache Scheibe? SARS-CoV-2 – nur ein harmloses Grippevirus? AIDS – ausgelöst durch Armut und nicht durch HIV? Oder das Impfen: Führt es nicht zu Autismus?

Im Rahmen ihrer Wissenspolitik berufen sich die Wissensleugner/innen oft genug auf renommierte Wissenschaftler/innen (wie den Berkeley-Virologen Peter Duesberg in der AIDS-Kontroverse), auf wissenschaftlich ausgewiesene Gegenexpert/inn/en (wie Patrick Michaels und Fred Singer im Klimastreit) oder auf „geniale", aber von der „Expertenelite" marginalisierte Außenseiter/innen (wie den Kinderarzt Andrew Wakefield im Fall der Impfkontroverse). Man hinterfragt die Evidenzansprüche der *Mainstream*-Wissenschaft, weist auf Inkonsistenzen hin oder stellt jene Methoden und Theorien in Frage, die man zur Interpretation der Ergebnisse braucht. Man fragt, ob auch wirklich alle relevanten Gruppen im Prozess der Wissensgenerierung gehört

wurden und ob das gegebene Maß an Übereinstimmung zwischen den Expert/inn/en gleichbedeutend mit Konsens ist. Existiert dieser Konsens tatsächlich, wird er sogleich als Ausdruck einer „Wagenburgmentalität" attackiert.

Was ist der Grund für die verstärkte Sichtbarkeit von Verschwörungstheorien und „alternativen Fakten" in der Coronakrise?

Viele globale Herausforderungen, von Pandemien über den Klimawandel und die Digitalisierung bis hin zu Ernährungs- und Gesundheitsfragen, formulieren heute dringliche Anfragen an die Wissenschaft. Daraus folgt, dass sich der politische Streit in vielen Fällen auf die Glaubwürdigkeit und Zuverlässigkeit wissenschaftlicher Daten, Diagnosen und Modellrechnungen konzentriert oder, wie man auch sagen könnte: beschränkt. Profunde Wissenschaftskenntnisse werden damit zu einer unerlässlichen Voraussetzung, um an politischen Auseinandersetzungen ernsthaft teilhaben zu können, auch im Corona-Fall: Eine Politik, die im Einvernehmen mit Virologie und Epidemiologie handelt, lässt sich nicht so leicht anfechten. Wer es nicht schafft (oder vielleicht auch gar nicht daran interessiert ist), die eigene nor-

mative Position durch den Rekurs auf Expertenwissen abzustützen, gerät schnell ins Hintertreffen. Ein Ausweg besteht darin, die etablierte Faktenwelt auf den Kopf zu stellen. Etwas überspitzt formuliert: Alternative Fakten haben Konjunktur, wenn sich Politik – dank weitestgehender Übereinstimmung mit der Wissenschaft – als *alternativlos* versteht.

Im Ringen um eine verantwortliche Klimapolitik oder angemessene Schutzmaßnahmen gegen die Corona-Pandemie mögen die Wissenschaftsleugner/innen vor allem lästig sein. Doch für ihre Gesellschaft sind diese wilden Proteste durchaus nützlich. Immerhin erinnern sie daran, dass selbst dann, wenn alle politischen Probleme sich erfolgreich in Wissensfragen übersetzen lassen, die eigentlichen Probleme auch bei richtiger Beantwortung dieser Wissensfragen noch ungelöst sein werden. Schließlich geht es im Streit um die richtigen Klima- oder Corona-Maßnahmen letztlich nicht einfach nur darum, welche Daten, Zahlen und Fakten denn nun wirklich stimmen. Solche Wissenskonflikte werden vielmehr stets durch divergierende Ansichten darüber angeheizt, was wir als gutes Leben begreifen, welche Zukunft wir wollen und welche Einschränkungen wir dafür in Kauf zu nehmen bereit sind. Auch darin besteht eine wichtige Leistung der Wissenschaft in den Krisenzeiten einer Pandemie: Dank ihrer Unvoreingenommenheit kann sie noch jenes „Wahrheitsmoment" erkennen, das selbst eine anti-wissenschaftliche Fundamentalopposition für sich hat. Schließlich erinnert die Leugnerbewegung – ohne dies im Mindesten zu beabsichtigen – daran, dass der starke Fokus auf Wissenschaft und Expertise jene wichtigen Aspekte an den Rand zu drängen droht, die politische Kontroversen überhaupt erst richtig in Gang bringen, nämlich (divergierende) Werte, Weltbilder und Interessen.

6. ZUM ABSCHLUSS: „WARNUNG VOR DER WISSENSCHAFT"?

Die Coronakrise ist eine Sternstunde der Wissenschaft. Die Pandemie führt uns vor Augen, dass wir viele Gefährdungen ohne die Wissenschaft gar nicht erkennen, erklären und behandeln könnten. Ohne die Wissenschaft wäre das Coronavirus gar kein Virus, sondern eine dunkle Heimsuchung des Schicksals. Und ohne die Wissenschaft hätten wir auch keine

Hoffnung darauf, COVID-19 soweit eindämmen zu können, dass ein halbwegs verträgliches Zusammenleben mit dem neuen Virus auf Dauer möglich erscheint.

Die Coronakrise offenbarte außerdem ein beeindruckendes Niveau wissenschaftlicher Selbstreflexion. Allenthalben lieferten wissenschaftliche Fachleute einer teilnahmsvollen Öffentlichkeit – neben konkreten Erkenntnissen und Empfehlungen – auch Hinweise auf all das, was den landläufigen Glauben an die „wissenschaftlich festgestellte Wahrheit" erschüttert, nämlich auf die Vorläufigkeit des aktuellen Wissens, auf die Fehlbarkeit wissenschaftlicher Forschung, auf die normativen Voraussetzungen wissenschaftlicher Schlussfolgerungen, auf Uneindeutigkeiten in der Datenlage und anderes mehr.

In der Coronakrise führte die Wissenschaft ihren eigenen Lernprozess sozusagen live und in Echtzeit vor. In diesem Prozess wurde die Logik wissenschaftlicher Wissensproduktion für alle Außenstehenden ein Stück weit transparent. Dass diese Aufklärung manchmal konflikthaft verläuft, wurde schon zu Beginn der Coronakrise deutlich. Als Bundeskanzler Sebastian Kurz Anfang April 2020 davon sprach, dass Österreich ohne

harten Lockdown mit über 100.000 Toten zu rechnen gehabt hätte, bezog er sich implizit auf eine Berechnung renommierter Mathematiker von der Universität Wien. Im anschließenden Streit um die drastische Rhetorik des Kanzlers gerieten auch diese Experten ins Kreuzfeuer der Kritik. Das sogenannte Mathematiker-Papier – eine wissenschaftlich unseriöse „Tischvorlage" für die Regierung? Natürlich hatten die Mathematiker nicht falsch gerechnet. Doch ihre Berechnungen basierten auf Modellannahmen, die nicht einmal für Insider wirklich nachvollziehbar waren. Die interessierte Öffentlichkeit lernte aus dieser Geschichte vor allem eines: In der Wissenschaft beruht jede Berechnung auf bestimmten, nicht weiter problematisierten Annahmen; daher ist die Angabe eines Zahlenwerts ohne Angabe von Fehlergrenzen, ohne Informationen über seinen Herstellungsprozess, wissenschaftlich fragwürdig. Diese kleine Episode zeigt einmal mehr: Die Coronakrise bietet der Öffentlichkeit einen tiefen „Einblick in den Maschinenraum der Wissensproduktion", wie es der Psychologe Rainer Bomme formuliert hat.[20]

---

[20] Das Zitat ist einer Podiumsdiskussion entnommen, zu der das „Science Media

Dieser Einblick ist erhellend, kann für Laien aber auch unangenehm sein. Denn Wissenschaft nimmt stets Differenzierungen vor und macht die Dinge auf diese Weise immer noch komplizierter. Wissenschaftliche Erkenntnisse laufen daher oft der „primären" Anschauung der Menschen und ihren Intuitionen zuwider. Doch damit nicht genug: Die Wissenschaft spricht oft nicht mit einer Stimme, und dies verdankt sich nicht allein der allgegenwärtigen Kollegenkritik innerhalb eng gezirkelter Forschungsbereiche (die im Übrigen die Dynamik der Wissenschaft überhaupt erst begründet). Im Verlauf der Coronakrise wurde deutlich, dass sich eine Vervielfältigung der Sichtweisen in erster Linie aus der (sub-)disziplinären Struktur der Wissenschaft ergibt. „Die" Wissenschaft ist in Wirklichkeit ein Sammelsurium unterschiedlicher, manchmal widersprüchlicher Paradigmen, Forschungsstile und Fachkulturen. Es ist daher nur folgerichtig, dass es mit Blick auf politisch relevante

Center Germany" Ende Mai 2020 geladen hatte. Das Transkript dieser Podiumsdiskussion findet sich unter: https://www.sciencemediacenter.de/fileadmin/user_upload/Press_Briefing_Zubehoer/Transkript_Preprints_Unsicherheit_SMC_Press-Briefing_20052020.pdf.

Fragestellungen (wie z. B.: Ist ein weiterer Lockdown sinnvoll? Und wenn ja, in welcher Form?) nicht so etwas wie ein einstimmiges Gesamtmodell geben kann, aus dem sich durch die richtige Gewichtung aller Faktoren und Effekte eine einhellig überlegene Schlussfolgerung gewinnen lässt. Tatsächlich tritt im Zuge solcher Fragestellungen die Verschiedenartigkeit oder auch Widersprüchlichkeit (sub-)disziplinärer Perspektiven offen zu Tage: Während Fachleute aus der Virologie mit Blick auf den aktuellen Stand der Reproduktionszahl R einen zweiten harten Lockdown begrüßten, warnten Ökonom/inn/en vor dessen gravierenden Auswirkungen auf die Wirtschaftslage; während die Medizin auf die Ansteckungsfähigkeit auch junger Menschen hinwies, warnte die Bildungsforschung vor erneuten bundesweiten Schulschließungen, und so weiter.

Aber auch diese Vielstimmigkeit ist kein Defizit der Wissenschaft, im Gegenteil. Die hochauflösende Analysefähigkeit der Wissenschaft ist nur um den Preis extremer Selektivität zu haben, also durch den Ausschluss vieler anderer (und ebenfalls legitimer) Perspektiven. In Summe macht dies deutlich, dass die konkrete politische Entscheidung (oder Maßnahme) nur

das Ergebnis eines politischen Abwägungsprozesses sein kann – im Übrigen eine gute Nachricht für die Demokratie! Würde die Wissenschaft in neuartigen Problemkonstellationen, in denen es an kanonischem Wissen mangelt, tatsächlich mit einer Stimme sprechen, wäre dies nicht nur wenig glaubwürdig. Es würde auch den Entscheidungsspielraum der Politik zu einem Zeitpunkt empfindlich einschränken, an dem politisches Handeln zuweilen experimentellen Charakter hat, weil (trotz wissenschaftlicher Informiertheit) unter verbleibender Ungewissheit entschieden werden muss.

Eine Wissenschaft, die mittels der Vielstimmigkeit ihrer Perspektiven und politischen Handlungsempfehlungen öffentlichkeitswirksam unterstreicht, dass die Politik am Ende des Tages Wertentscheidungen treffen muss, leistet *mehr* für ihre Gesellschaft als wenn sie so tut, als ließen sich politische Abwägungsprozesse durch den Rekurs auf wissenschaftliche Expertise ersetzen. Wohlgemerkt: Dies ist kein Plädoyer für eine Politik, die nichts auf Wissenschaft gibt. Gerade die Corona-Pandemie hat deutlich gemacht, wie verheerend sich eine wissenschafts- und aufklärungsfeindliche Politik auswirkt (siehe USA, Brasilien, Russland). Und natürlich besteht eine zentrale Funktion der Wissenschaft auch und gerade in Krisensituationen darin, vor den Folgen von Ignoranz, *Fake News* und naivem Wunderglauben zu warnen. Falsch wäre es jedoch, der Wissenschaft – aus (verständlicher) Begeisterung über ihre Lern- und Leistungsfähigkeit – ein politisches Mandat übertragen zu wollen. Weder sollte politische Macht über Wahrheit bestimmen, noch Wahrheit als Legitimationsmodus der Demokratie gelten. Dies wäre eine gefährliche Grenzüberschreitung, eine Art Kolonisierung der Politik durch die Wissenschaft.

Was also kann die Wissenschaft bei Pandemien leisten? Die scheinbar einfache Antwort auf diese anspruchsvolle Frage lautet: Aufklärung. Doch diese Aufklärung bezieht sich nicht nur auf die Sachebene, also auf das Virus und seine Folgen. Sie bezieht sich auch auf die Wissenschaft selbst; schließlich gewährt sie allen Interessierten einen gründlichen Einblick in die Logik und Methodik ihrer Wissensproduktion. Wissenschaft kann außerdem darüber aufklären, warum anti-wissenschaftliche Strömungen und Proteste in außergewöhnlichen Krisenzeiten zwangsläufig an Einfluss gewinnen. Und schließlich kann (und muss) sie – mit Blick auf ihre immense politische Relevanz – über ihre eigenen Grenzen, also über die Grenzen ihrer Zuständigkeit aufklären. Letzteres bedeutet, dass man auch darin eine wichtige Leistung der Wissenschaft in Krisenzeiten sehen sollte: nämlich ihre Gesellschaft vor „zu viel" Wissenschaft zu warnen.

ZWEITER PREIS

CATHERINE POLISHCHUK, FABIEN CLIVAZ

INSPECTING TEMPORALITY: DISENTANGLING SCIENCE AND "THE CURRENT SITUATION"

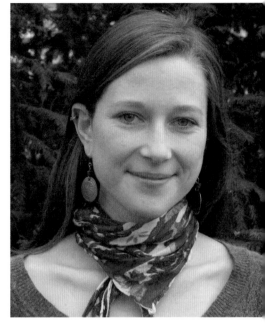

Catherine Raya Polishchuk is a PhD candidate and ÖAW Doc fellow at the department of Social and Cultural Anthropology at the University of Vienna.

TO KNOW OR NOT TO KNOW – THAT'S NOT THE QUESTION

Our essay is a contemplation of one possible answer to the question of what science can achieve in pandemics. In good scientific tradition, before delving into the infinite depths of this timely question we would like to clarify its assumptions. The most obvious one being that science *can* achieve something during pandemics. In other words, science is endowed with agency[1] – a dangerous premise in the sense that it risks omitting who is behind science and in what ways. Yet, it's a worthwhile task to undo the hazy veil of that assumption and to look more closely at what it speaks to: who is doing what and how in the name of science? In our view, a related worthwhile question is about what science *cannot* do. After all, science is but a mode of knowledge production[2]. So one cannot take for granted that scientifically gained knowledge is utilized to any specific end.

---

[1] i.e. with the capacity to act

[2] Whether one adheres to a positivist (science describes the sole reality) or a constructivist view (science is a way of making meaning of the multiple socially constructed realities) of the world.

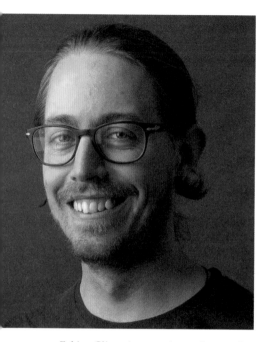

Fabien Clivaz is a postdoctoral researcher at the Institute of Theoretical Physics and the Center for Integrated Quantum Science and Technology (IQST) at the University of Ulm.

Another assumption of the question is that science can *achieve* something. Paraphrased according to the definition of the *Oxford English Dictionary*, science can "successfully bring about or reach a desired objective or result by effort, skill, or courage" during pandemics. But who gets to define what desired objectives are, and by which criteria they are to be evaluated, depends on power relations. Judged by their own quality criteria, scientific practices can achieve no more and no less in a pandemic than otherwise: they can create knowledge. Knowledge production relies and builds on knowledge that is already available to establish new knowledge. Whether science has an obligation to understand its achievements differently during a pandemic is a question that brings us right to the heart of the debate of whether and how science should serve the public interest – a normative debate we will not go into in this essay. Assuming that knowledge gained from science *could* serve public interest, we must stay attuned to who is in a position to mobilize that knowledge to achieve a greater public good however defined.

Suggesting that science can achieve something *during pandemics* that can-not be achieved otherwise, seems like a treacherous approach to us. Science is an activity and societal domain in which highly specialized professionals apply intellectual and practical methods established by consensus to gain greater knowledge about a particular phenomenon[3]. No branch of science suddenly obtains new definitions of scientific rigor and scientific objectives when the WHO proclaims a pandemic. Nor do scientists obtain magical powers that enable them to answer questions posed in public debate. But how does the mutual relationship between science and society at large change when high societal expectations appear? We doubt that pressure can affect the grammar of scientific knowledge production. Yet, financial incentives such as funding schemes or a race to the first COVID-19 vaccine do affect what research is done, and which is forborne. The precious resource of time that is

---

[3] In this essay we discuss the potential of science as an institution. For that purpose, we talk about science as what it can deliver at its best. We are not idealizing actual scientific practices, and we are well aware that more often than researchers would like to think, scientific actors behave hypocritically and/or cheat the system of scientific knowledge production for their own good.

so decisive for scientific advancement, takes on a completely different meaning when expectations are high and time is considered scarce. In what follows, we draw attention to the embeddedness of science in larger societal relations and then describe how we understand science to work. We maintain that science follows a different timeline than the crisis-induced sense of urgency may demand. In our view, science needs to be able to follow its own timeline for it to continue to function, i.e. for it to be able to continue producing knowledge. Whether and how one applies this knowledge, is a next step and rarely up to the scientist to decide.

We reflect on our observations and experiences of the current pandemic of COVID-19. Knowing that pandemics, or at least their potentiality, are an ever more common phenomenon, we hope our contemplation not to be taken as limited to the here and now. Occasionally throughout the essay we turn to examples beyond the ongoing pandemic to demonstrate the larger validity of our thought.

WHO DOES WHAT: THE LIMITATIONS OF SCIENTISTS AS WORLDLY ACTORS

More often than not, invoking science (in the same sentence as pandemic) will lead the audience to imagine natural science to matter, if not to narrow it down even more strictly to biomedical disciplines. Although nearly everyone has been socially impacted, i.e. by economic changes or by political decisions redefining the barrier between the legal and the illegal, there is no broadly shared consciousness of social sciences holding knowledge that is important for decisions that affect our everyday lives. It is true that not all sciences are equally spotlighted in the media during the current pandemic: professional opinions of virologists and epidemiologists are broadly given the floor[4]. Mainstream media were constantly covering what natural sciences had to say about the ongoing pandemic and ignoring what social sciences had to say about it. Along the way, no opportunity to

spread nationalistic sentiments was missed[5]. Different scientific domains had different capacities to influence society-in-pandemic from the outset because of broader societal dynamics of appreciation and depreciation, of domination and subordination.

Let us give you an example. In German-speaking countries (that have discursively been competing with one another for the image of a better crisis manager than their neighbors), the figure of the virologist Christian Drosten became emblematic of hope for clarity in the plethora of advice to cope with the new normal but also of hope for improvement of the situation. In this narrative, improvement is to be understood as enabling us "to go back to normal", to how life functioned before the risk of a COVID-19 infection and before lockdowns[6]. But

---

[4] See *this article in the Guardian* for a snapshot of emerging experts in some North Atlantic countries and Australia at the beginning of lockdowns in the West.

[5] For instance, German, Turkish, Greek, and even Austrian media were quick to claim their national heroes that contributed to the development of the vaccine by BioNTech and Pfizer. *This article* claims an Austrian to be "the father of the corona vaccine".

[6] What seemed scary about contracting COVID-19 is that there was no known effective way of healing or treating it. But how is that different from Malaria, Ebola or AIDS, for example? The most obvious observation seems to be that COVID-19 equally affects white people.

FABIEN CLIVAZ, CATHERINE POLISHCHUK

the social scientists whose narratives are critical about the previous "normal" are barely heard. Those scientists can illuminate us on the ways in which health care systems consistently discriminate against specific populations, how the shift to home office would/did affect job security on a global scale, or how it would/did affect gender-based violence and femicide. Viewing knowledge from both natural and social sciences together, it would be more accurate to define "individuals at risk" not only in terms of age and medical preconditions but also in terms of one's location in the global power hierarchy. Social scientists were not sought out to talk to the public like biomedical experts when the pandemic began. So some created their own media and took it upon themselves to share their knowledge and concerns about what is to happen if no action targeting specific deplorable circumstances is undertaken[7]. Their critique is sharp and as timely as ever, one could easily derive a mode of action. Yet, none followed. Even if their opinions had been broadly broadcasted in mainstream media, the political will required to do something about the

raised issues would remain lacking. What social scientists *could* contribute during pandemics, is identify and explain relevant social relations. They could instruct us about these relations that were constructed bit by bit over the course of history. Social relations do not emerge out of nothing when a pandemic or any other type of crisis is proclaimed by politicians and policymakers (many of whom would say that the pandemic or crisis "hits"). Many known inequalities and their underlying power relations were exposed in new ways rather abruptly approximately a year ago in wake of the first so-called lockdowns worldwide: the burdens created by the ways in which governments have been managing the present health situation is distributed unequally along lines of intersectionality[8]. Everywhere in the world people of color are disproportionately affected by loss of livelihood, often signifying existential struggle. Wom-

en carry a disproportionate amount of the burden associated with both childcare and household, and with what is now called "essential jobs". There was a period during the first months of the pandemic when an optimistic prognosis emerged that finally the profound systemic inequalities that became so painfully visible would enjoy greater awareness, and consequently things could change to reduce them. We certainly wish this were true. But unfortunately, we acknowledge that the simple state of having established knowledge and raised awareness for it, does not automatically make those in a position to tackle raised issues actually make an effort. For decades there have been calls for improvement understood as changing the status quo for the better by decreasing inequalities. In some cases, policy recommendations based on scientific insights are fairly straight forward: legalizing sex work and abortion or investing more in social reintegration rather than in jails and armed forces would significantly improve the everyday conditions of many people. Nevertheless, in terms of achievement, not much can be done for society at large from speaking strictly within science. In terms of scientific achievements, we

---

[7] See *this blog* for an example.

[8] Intersectionality is an analytical framework developed by Kimberlé Crenshaw to understand how people's social and political identities combined create modes of privilege and discrimination. Race, gender, caste, sexuality, political orientation, disability, religion, appearance etc. are all factors relevant to one's advantage or disadvantage.

find it quite impressive that many extremely sharp social analyses were published and that paths to an effective vaccine were found despite hampered working conditions.

What is unfortunate, if not to say shameful and disgraceful, is that the uneven expectations of different scientific domains have real-life consequences for those who are in the most difficult situations. We do not intend to make any generalizations about the appreciation/depreciation of different scientific domains. The case of Didier Raoult demonstrates that you can be a professor, a medical practitioner, and policy advisor and still be accused of being polemical and ultimately face charges[9]. The case of Jean-Dominique Michel shows that not everything that sounds scientific and has considerable coverage is scientific[10]. One must look very closely at who does what in the name of science.

KNOWLEDGE VS. DISINFORMATION

Whatever drives Didier Raoult's or Jean-Dominique Michel's contentious public assertions, scientists are facing increasing pressures of disseminating their research results, and a pandemic can present the opportunity to get hold of visible spaces to do so. This is a very dangerous requirement of researchers. Because of the associated time commitment there is an inherent tension between being dedicated to advancing research and being dedicated to communicating one's research, e.g. to share knowledge with the public or advise policymakers. The rules of the game of being a "good" scientist are flawed: the bigger the pressure on scientists to disseminate their knowledge, the more slippery the slope from producing knowledge to advancing one's career. The present moment bears a real danger of creating a science based on (career) interests as opposed to facts, much like what has become the norm in politics. Without condemning some interventions to be plain misleading and others overdue, science as an institution should seriously tackle the question of how to disseminate scientific knowledge

in a sustainable way. By sustainable we mean that it should be guaranteed by structures in place rather than depend on the goodwill and capacities of individual researchers. Oftentimes scientists are overloaded with various tasks and simply do not have the capacity to share their knowledge outside of scientific circles in meaningful ways. Of course, researchers should not entirely withdraw from public discussions of their findings. That would be an invitation to misunderstandings and misinterpretations, to the spread of false information, and a sense of being lost in (dis-) information that could fodder conspiracy myths[11]. Effective dissemination of scientific knowledge could boost trust in science as a type of knowledge production, at least for a part of the population. Of course, many people would simply remain interested in other things.

As for societal responsibility, it is crucial that politicians make informed decisions. Multiple scientific communities have known about the increasing risk of pandemics for decades,

---

[9] See *this article*.

[10] See *this interview* with a man who claims to be a medical anthropologist.

[11] We prefer the term conspiracy myths over conspiracy theories. For an interesting account of the difference tune into *this episode* of "Ganz offen gesagt".

and this knowledge has informed policy papers about pandemic preparedness plans since the late years of the 20th century. Yet many cities saw themselves unprepared when their governors could no longer ignore that COVID-19 affected their cities too. In the present post-truth era one cannot expect scientists to be able to scream louder than politicians who manipulate the population with tales and polarize emotionally, a practice increasingly normalized. Possibly, it's even too optimistic to think that knowledge is able to form the basis on which political decisions are made. Many politicians may simply be busy accepting the rules of obtaining political power and cannot dedicate the necessary time to informing themselves while remaining in a position of political power. Either way, the language that politicians invigorate influences the way the population perceives the matters at stake. What should we make of it when not only politicians but also shop owners and simply people in private conversations start to employ newspeak and talk about "the current situation" instead of openly saying what they're referring to?

Nevertheless, in an optimistic world, an informed general public could pressure politicians to make informed decisions. The interesting thing with conspiracy myths is that it seriously challenges scientific knowledge[12]. Conspiracy myths have existed for centuries, if not millennia. While some of them seem far-fetched (such as that the world is flat), others are much more difficult to discern. Let's go back to the example of the medical scientist Didier Raoult. He claimed that chloroquine could heal COVID-19 in March of 2020. This claim was picked up by the media and quickly went viral resulting in conspiratorial contemplation on why some doctors may be refraining from making use of it and why some politicians may be continuing to claim no treatment exists. Skepticism started to grow in the scientific community too about the medication's effectiveness, and by now it is widely accepted that chloroquine is not helpful for treating COVID-19. Notwithstanding today's clarity, back in March 2020 things were much fuzzier and nobody could have predicted with certainty what we now know. To further complicate the picture, in June 2020 *The Lancet*, one of the most renowned journals for medical research worldwide, published an article that claimed that chloroquine was even dangerous when used to treat COVID-19. The article was retracted only two weeks after its publication.

For someone not particularly conversant with contagious diseases who simply follows the news, i.e. for most people, the nebulous flow of information can quickly become destabilizing: What to believe? Particularly coupled with the populist agitation of our times, it's a plausible thought that the media are putting up a show conducted by powerful agents just to play mind tricks on us in order to better manipulate us. Conspiracy myths are a phenomenon to be taken very seriously, and their importance will most likely only become greater in the future. Beyond playing a decisive role for those who believe in them, they can affect the ways in which science is perceived by the general public, as they pick up elements from scientific knowledge production and encase them in their own narratives to give them another meaning. In times like ours in which it's becoming more and more common to have

---

[12] They have a wonderful capacity of incorporating whatever argument is brought forward to counter them into their own narrative. As such, they are immune to epistemic claims and irrefutable.

one statement stand against another without evidence, one can only expect the distant observers of new knowledge to become increasingly confused.

SCIENCE'S LACK OF INDEPENDENCE

Much like whether the public can push for political action, the extent to which the general public's opinion can have a leverage on the ways in which science is done and whether it's done at all remains open. Certainly, those in the positions to do so, heavily influence which research[13] is done and therefore which knowledge is given a chance to be scientifically produced by offering specific funding schemes. We have seen one COVID-19-related fund announced after another across disciplines ranging from computing to physics and anthropology. What has been less visible, is the deletion of previously existing funds from which resources were pulled. Science is limited in its response to crises such as pandemics not only because of its dependence on society at large, e.g. on decisions about funding sources, about closing, merging or (re-)opening both public and private research institutes. There is further a big discrepancy between the temporality to which science preferably adheres in order to conscientiously produce knowledge, and the temporality proclaimed necessary by authorities in times of crises.

The urgency perceived in pandemics, e.g. to protect the vulnerable, to develop a vaccine, to make a living, works in favor of conspiracy myths that are established fairly fast rather than science that is much slower in obtaining new knowledge. Science is mainly concerned with building knowledge that relies on logical reasoning and seeks consensus by debating, questioning and challenging findings. Its querying is so profound that oftentimes an endless awareness of not-knowing trumps the sense of knowing[14]. One can think of it as producing uncertainty rather than inviolable knowledge. Always deconstructing, happy to be challenged and to rethink. A scientific theory is said to be true only until the next, more accurate one, disproves it. According to scientific methodology, one cannot verify or prove anything, one can only falsify. While this can come across as destabilizing – especially compared with the comforting binaries of conspiracy myths and populism –, it is what makes the strength of science. Through its erosive process of creation only the most persistent concepts and theorizations survive. This step-by-step process would be important to communicate broadly alongside scientific results for people outside of science to understand that the discomforting uncertainty is not at all an evil but a necessary (and delightful if you ask us) part of the process.

This type of knowledge needs time to come into being. Before a notion becomes widely accepted, it is proposed in one work, criticized in the next, refuted in another, praised by yet another, and explored from various vantage points in many more. There are considerable lapses of time between all these steps that are filled with (thought) experiment, reflection, and deduction. Researchers need time to take the risk of asking

---

[13]   We view the process of scientific research to be the path ultimately leading to scientific knowledge.

[14]   In contrast, conspiracy myths are powered by the need to get a sense of stability and of obtaining control again. See *this recent paper* that discusses this point through the example of COVID-19.

big questions and of not finding (immediate) answers, to carefully think about them, to distance themselves from the questions' adjacent realities, i.e. from its real-world context. Although it's only considered a standard procedure in the most defunded of social sciences, researchers of probably all disciplines would benefit from taking the time to distance themselves from their own selves: to undo their own preexisting conceptions and to deliberate how their own intersectional being may focus their attention on one aspect over another or change their approach to the object of study altogether[15].

In spite of science being about real phenomena, we think it best for it to be free of fixed ideas of application in the moment of fundamental knowledge creation. This is not to say that scientists should just naively pursue a line of inquiry. One ought to seriously think about whether one is comfortable with producing knowledge that enables certain decisions affecting society at large in the future. (We all know the example of the atomic bomb and the ethical dilemmas the involved researchers faced.) If the body of knowledge one is working on seems ethically sound, we are convinced that researchers should take the time to think about its possible applications instead of rushing from one urgency to the next. Especially when there is reason to believe a scientific epistemology could diminish suffering, every researcher should think about whether they could inquire into something helpful with their highly specialized toolset. However, the ability of science to identify pathways of diminishing suffering are not limited to moments of crisis such as pandemics. But to walk that pathway is a next set of steps; this walk could never become the principal driver of scientific insight.

Actually, this two-step process of creating applicable scientific knowledge is exactly what we witnessed when it became known that the whole of humanity is affected by a virus that was given the name SARS-CoV-2: if scientists had not previously taken the time to be guided by their curiosity that took them on insightful detours, we would have known much less to nothing about coronaviruses at the outset of the pandemic. We would for example not have known enough to develop a vaccine within a year[16]. Also, more transversal knowledge such as how to detect the virus through a PCR test or how to detect specific antibodies may have also remained unknown. Of course, not all perspectives discovered and explored on an intellectual detour will be of interest for direct application or even yield enough insight to be considered new knowledge. And yet, they are all important stepping stones for a rounder understanding of an inspected phenomenon – the sole achievement science can make autonomously and in dignity.

---

[15] In social theory this process is known as reflexivity.

[16] Although of course businesses could have collaborated to achieve better results instead of taking it as a competition.

DRITTER PREIS

THOMAS KÖNIG, MICHAEL STAMPFER

VON VIREN, ANKERN UND UHREN

1. WAS KANN WISSENSCHAFT BEI PANDEMIEN LEISTEN?

Die gegenwärtige Periode ist für die meisten von uns der größte Einschnitt, mit dem wir in unserem gesellschaftlichen Zusammenleben bisher konfrontiert worden sind. Ein ziemlich gefährliches *und* ziemlich ansteckendes Virus hat in kürzester Zeit Gewissheiten ausgehebelt, Staaten, Organisationen, Individuen und globale Interaktionen vor größte Herausforderungen gestellt, von den Intensivstationen über die Logistikketten bis zu öffentlichen Budgets und Katastrophenvorkehrungen.

Wenn alle Institutionen unter großen Stress geraten und viele Unbekannte auftreten, die beantwortet werden sollen, dann richten sich die Blicke auf unsere Institutionen: Wer bietet rasche Antworten? Von wo ist Abhilfe zu erwarten? Wer und was bewährt sich? Wo fehlt es an Resilienz, an Strukturen, an Handlungsfähigkeit? Wo wäre angesichts einer hohen Eintrittswahrscheinlichkeit mehr Voraussicht wichtig gewesen? Wohl auch: Welche Erkenntnisse, Handlungen und Unterlassungen lassen sich in vorhandene Bilder von der Welt einordnen?

Zu Recht steht die Wissenschaft hier überall an einer prominenten Stelle, ist unsere Welt von ihr doch wesentlich mitgestaltet worden. Das große Feld der Biomedizin ist dafür exemplarisch, weil seit Jahrzehnten besonders viele Hoffnungen, sehr große Budgets und gewaltige Anstrengungen mit Arbeiten verbunden

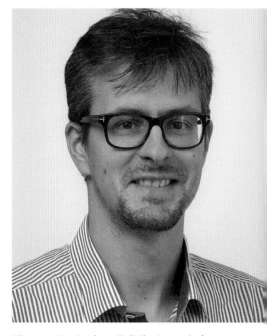

Thomas König hat Politikwissenschaft und Geschichte studiert; Forschungsaufenthalte an der University of Minnesota und Harvard; seit 2015 am Institut für Höhere Studien (IHS) und dort zuständig für Strategie und Wissenschaftsservice.

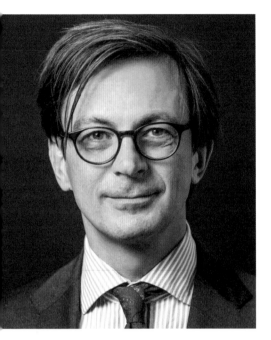

Michael Stampfer hat Rechtswissenschaften in Wien studiert. Nach Stationen im Wissenschaftsressort und in der staatlichen Forschungsförderung ist er seit 2002 Geschäftsführer des WWTF, eines privaten Förderers für die Spitzenforschung in Wien.

sind, die uns Krankheiten verstehen, diagnostizieren und erfolgreich bekämpfen lassen. Daher ist es nur naheliegend, dass die Wissenschaft sich selbst fragt, was sie auch von der Gesellschaft gefragt wird, eben: „Was kann die Wissenschaft bei Pandemien leisten?" Freilich ist hier gleich eine Unterteilung nötig, denn grob gesprochen kann man von zwei unterschiedlichen Beiträgen der Wissenschaft sprechen. Der erste Beitrag zielt auf die Problem*lösung*: Das bedeutet in der gegenwärtigen Krise namentlich die – globale – Entwicklung von wirksamen Impfstoffen, durch deren Verabreichung die Verbreitung des Virus stark eingedämmt werden kann. Der zweite Beitrag zielt auf die Problem*linderung* und Strukturanpassung, etwa um durch das Bereitstellen von wissenschaftlich abgesichertem Wissen Handlungsanleitungen zu ermöglichen, welche das Wüten der Pandemie (und die damit verbundenen Folgen) dämpfen. In jeder guten Heldengeschichte wird es der erste Beitrag sein, auf dem die Aufmerksamkeit ruht. Zugleich jedoch sind wir alle davon abhängig, dass der zweite Beitrag leidlich gut funktioniert.

Was also hat die Wissenschaft als globales Unterfangen zur Problemlö-sung der Pandemie geleistet? Offen gestanden ist der Einschätzung, die der Wissenschaftsjournalist Ed Yong in seinem glänzenden Artikel im Dezember 2020 zur Coronakrise gegeben hat, wenig hinzuzufügen:[1] Die erste Herausforderung wurde hervorragend bewältigt, diese Prüfung klar bestanden. Ende 2019 gab es kaum mehr als einzelne Gerüchte über das neue Virus; und dann war dessen genetischer Code innerhalb weniger Wochen sequenziert und viele andere Eigenschaften und Angriffspunkte bekannt. In weniger als einem Jahr standen mehrere getestete Impfoptionen zum Einsatz bereit. Die globalen Forschungscommunities arbeiten – freilich regional sehr unterschiedlich – seit Beginn der Krise äußerst intensiv über unterschiedliche Grenzen hinweg zusammen und sie können auf vorangegangene Durchbrüche in der Grundlagenforschung rasch aufbauen, von den Computerwissenschaften bis zur RNA-Forschung.

[1] Der Text von Ed Yong, „How Science Beat the Virus. And what is lost in the process", erscheint in der nächsten Ausgabe von *The Atlantic* (1/2021) und steht seit 14.12.2020 online unter https://www.theatlantic.com/magazine/archive/2021/01/science-covid-19-manhattan-project/617262/ (letzter Zugriff: 19.12.2020).

Yongs Artikel ist freilich kein Abfeiern der Wissenschaft; eher im Gegenteil, es ist eine kritische Abwägung, an einigen Stellen sogar eine Abrechnung. Die Leistung der Wissenschaft zur (voraussichtlichen) Problemlösung hat auch einige weniger glänzende Seiten des Wissenschaftsbetriebs sehr deutlich zum Vorschein gebracht: Wissenschafter/innen, die sich ohne tiefere Expertise wichtigmachen und zur allgemeinen Verwirrung beitragen; schlampig durchgeführte, häufig zu kleine Studien, die Ressourcen verschwenden und deren Ergebnisse nicht vertrauenswürdig sind; und vor allem auch liegen gebliebene Forschungsarbeit zu anderen, drängenden Themen.

Der medizinisch-naturwissenschaftliche Lösungsweg für das zugrundeliegende Problem ist aber keinesfalls der einzige Beitrag, der von der Wissenschaft in dieser Pandemie erwartet wurde und wird. Das Entwickeln verlässlicher Impfstoffe dauert auch im aktuellen Fall seine Zeit, selbst wenn dafür erstens buchstäblich alles liegen und stehen gelassen wird, es zweitens eine massive Ressourcenbereitstellung und intellektuelle Zuwendung dafür gibt, wie in den letzten Monaten ja geschehen, und drittens die Wissenschaft so schnell

war wie noch nie zuvor. (Der Weg zu Therapeutika ist noch länger und gewundener.) In diesen Monaten wütet die Pandemie weiter. Dieses Wüten soll gedämpft werden, und auch dazu braucht es Wissen – Wissen, das ebenfalls nach wissenschaftlichen Standards abgesichert sein soll, soweit das eben möglich ist, und das grob gesagt dazu dienen kann, Akteurinnen und Akteure und deren Verhaltensweisen zu verstehen und zu beeinflussen.

Im weiteren Verlauf dieses Essays interessieren wir uns ausschließlich für diese zweite Art des Beitrags der Wissenschaft, schon aus der Überzeugung, dass das, was wir in den letzten Monaten erlebt haben, eine Achterbahnfahrt war, die weder ökonomisch noch sozial noch politisch noch individuell emotional beliebig wiederholbar ist und schon gar nicht zum Dauerzustand werden kann.[2] Und weil das so ist, glauben wir, dass es massiven Verbesserungsbedarf gibt, was diesen zweiten Beitrag der Wissenschaft anbelangt, nämlich mit Wissen während einer Krise zur Lin-

derung derselben beizutragen und daraus auch für die Zukunft etwas zu lernen. Es ist vielleicht kein ganz so glänzender Beitrag, aber er ist hochrelevant.[3]

Das bedeutet aber dreierlei: Erstens müssen wir auf „Wissenschaft" viel universeller schauen als bloß auf die biomedizinische Forschung und damit die Geistes- und vor allem Sozialwissenschaften auch stärker in den Mittelpunkt rücken. Zweitens darf unser Blick dafür nicht auf globaler Ebene bleiben, sondern muss sich auf die staatliche Ebene begeben[4]. Drittens betreten wir damit unversehens dorniges Gelände, nämlich die Schnittstelle zwischen Wissenschaft und Politik[5]. Mit anderen Worten: Uns interessiert nicht die (unbestreitbare) Leistung der Wissenschaft per

---

2   Wir schreiben diesen Beitrag aus dem Blickwinkel von Personen, die *für die* Wissenschaft und zugleich an der Schnittstelle von Politik und Wissenschaft tätig sind.

3   In der einschlägigen wissenschaftlichen Literatur ist dieser Beitrag u.a. bekannt als „policy-relevant science", siehe etwa den Aufsatz von Sheila S. Jasanoff (1987), „Contested Boundaries in Policy-Relevant Science", in: *Social Studies of Science*, Vol. 17(2), S. 195–230.

4   … die einmal Europa, einmal ein Nationalstaat, einmal eine Region sein kann.

5   Unter Politik verstehen wir Politik im engeren Sinn und Verwaltung als im Sinne der Preisfrage nicht zu trennenden Gesamtkomplex. Wo wir auf die Verwaltung direkt abzielen, wird sie im Essay angesprochen.

se, sondern uns bewegt die Frage, welche Voraussetzungen und Bedingungen an dieser Schnittstelle bestehen und wer welche Schritte setzt und setzen soll, sowohl innerhalb der Wissenschaft und ihrer Kommunikations- und Interaktionsmuster als auch zwischen den Sphären der Politik und der Wissenschaft.[6] Das führt sofort zur nächsten Frage, nämlich welche Ressourcen und Strukturen die Politik wann und warum der Wissenschaft bereitstellt, einem Teilsystem der Gesellschaft, das strikt davon überzeugt ist, an Ressourcen

---

[6] Auch Ed Yong weist in seinem Artikel darauf hin, dass die eigentliche Herausforderung in der Pandemie nicht so sehr im Abrufen von wissenschaftlichen Leistungen besteht, sondern darin, in einer anhaltenden Krisensituation den wissenschaftlichen Erkenntnisprozess so zu organisieren, dass er effizient durchgeführt wird und zu reliablen Ergebnissen führt. Das inkludiert in großem Ausmaß organisatorische Fähigkeiten, politische Autorität und Kapazitäten, für die in Friedenszeiten bereits vorgesorgt sein muss. Es ist vornehmlich eine staatliche Aufgabe im Sinne politisch-administrativer Prozesse und Strukturen – einfach deshalb, weil eben die Strukturen, die eine solche Organisation und Koordination erlauben, staatlich sind. Und es ist vornehmlich eine politisch-administrative Herausforderung, weil Organisation und Koordination den Einsatz staatlicher Strukturen im Kontext demokratischer Willensbildung und Überzeugungsarbeit erfordert.

nie genug und an nicht völlig selbstbestimmten Strukturen stets zu viel vorgesetzt zu bekommen.

Mit diesem Essay möchten wir die Dornbuschen ein wenig stutzen und damit einen Blick ermöglichen, um die uns gestellte Frage zu beantworten. „Was kann Wissenschaft bei Pandemien leisten?" Dazu möchten wir im folgenden Abschnitt zunächst auf die Verhältnisse schauen, die wir am besten kennen: jene in Österreich. Wir wollen dabei hier keinen Österreich-Exzeptionalismus vornehmen: Österreich hat sich vielleicht nicht klüger oder weniger klug verhalten als andere vergleichbare Länder, und wenn überhaupt, werden das erst Sozialwissenschaftler/innen und Historiker/innen im Nachhinein bestimmen können. Wir kennen schlicht unsere Heimat besser als andere Länder; und zweitens glauben wir, dass hier die Ansatzpunkte zur Verbesserung der Situation eben auf nationaler (europäischer, regionaler) Ebene gelingen können und nicht im internationalen/globalen Kontext. Dieser Blick auf das Eigene erlaubt uns jedenfalls eine genauere Problembestimmung, die dann vielleicht auch in anderen Kontexten gilt. Im dritten Abschnitt fragen wir nach den Eigenlogiken der beiden Teilsys-

teme Wissenschaft und Politik und ob sie überhaupt miteinander sprechen können. Im darauffolgenden letzten Abschnitt soll danach geschaut werden, ob etwas getan werden kann. Vorerst begeben wir uns jedoch einmal auf den Hohen Markt in der Wiener Innenstadt.

2. WARUM IST UNS SO KALT, WO WIR DOCH EH NICHTS ANHABEN?

In der uns in diesen Tagen so nahen und so fremden, so ver-virten und verseuchten Heimat sehen wir täglich zu bestimmten Tageszeiten Politiker/innen wie die Figuren auf der Wiener Anker-Uhr (eine bekannte Touristenattraktion, Abb. 1) erscheinen, dann spielt die Melodie und sie verschwinden wieder. Wenn eine Verkündigung ansteht, berufen sie sich manchmal auf den Alltagsverstand und manchmal auf die Wissenschaft, sie präsentieren einmal Zahlen und einmal Schuldzuweisungen. Sie fühlen sich offensichtlich unwohl mit zu vielen Daten und sie fühlen sich offensichtlich unwohl mit zu vielen Meinungen, Zwischenergebnissen und widersprüchlichen Erkenntnissen.

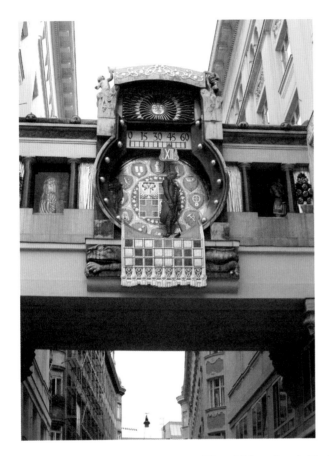

Abb. 1: Die reale Anker-Uhr in Wien: Es ist 12:43 Uhr, „Meister Joseph Haydn" ist mit Geige und Bogen erschienen, dazu spielt „Die Himmel erzählen" (aus Haydns Oratorium „Die Schöpfung").[7]

Auf der anderen Seite unserer gedachten Anker-Uhr, allerdings weniger gut sichtbar, erscheinen fachfremde Wissenschafter/innen, die mit Modellen arbeiten, deren kontextbezogene Grundlagen sie nicht immer ganz verstehen, und es erscheinen andere Wissenschafter/innen, die politische Entscheidungen unterstützen, indem sie auf Studien verweisen, die zum Teil aber ganz etwas anderes sagen. Egal wer auftritt, es geht etwas mechanistisch vonstatten und fesselt jeweils für ein paar Minuten die Aufmerksamkeit des Publikums.

Es erscheint das Epidemiologische Meldesystem (EMS), das als Meilenstein dargestellt wurde und nach rund acht Monaten nicht mehr funktioniert, weil es noch immer auf einem uralten System läuft; es hat offenbar niemand daran gedacht, ein Upgrade der Infrastruktur anzuordnen, um bei steigenden Fallzahlen mithalten zu können. Es erscheint das *Contact Tracing* ... und verschwindet gleich wieder. Es erscheinen Spitzenbeamte, die kurz behaupten, alles im Griff zu haben. Es kommen die Gurgeltests an Schulen, bei denen sich alle lange Zeit gegenseitig behindert haben und dann die Statistik Austria, die für die empirische sozialwissenschaft-

---

[7] Bildquelle: https://upload.wikimedia.org/wikipedia/commons/b/ba/Ankeruhr_stitched_c_2009_PD.jpg (letzter Zugriff: 28.12.2020) – Verwendung unter einer CC BY-SA 3.0 Lizenz.

liche Forschung in den letzten Jahrzehnten ein schwarzes Loch dargestellt hat. Es erscheinen viele Köche und zum Abschluss noch als Gespenst das nicht vorhandene österreichische Robert Koch-Institut.

Wir sehen aber auch die Forscher/innen der Nationalbank, des WIFO und der Universität Wien, die Indikatoren bauen, mit denen man in Echtzeit messen kann, was COVID-19 in der Wirtschaft bewirkt. Wir sehen die Forscher/innen der Österreichischen Akademie der Wissenschaften, die Licht in so unterschiedliche Fragestellungen wie die Mutationen des Sars-COV-2-Virus oder die Belastungen für geflüchtete Menschen und ihre Betreuungsstrukturen in Pandemiezeiten bringen. Wir sehen endlich regelmäßige Panelstudien und krisentaugliche Modellierungen komplexer Systeme und Abläufe. Die Wissenschafter/innen sind zwar nie fertig und sich nie einig, aber sie wollen wissen und sie wollen und können helfen. Sie sind, auch in Österreich, schneller, findiger und über Disziplinen hinweg verbundener geworden. Wir sehen Versuche wie das Future-Operations-Clearing-Board, fehlende Schnittstellen zwischen wissenschaftlicher Expertise und der

Bundesverwaltung aufzusetzen;[8] wir sehen, wie die (allerdings insgesamt sehr spärlichen) Fördermittel, die für Forschung zu COVID-19 ausgeschüttet werden, sehr rasch – innert Wochen und Monaten – maßgebliche Effekte auf den Wissensstand und die Diskussionen in der Öffentlichkeit gezeitigt haben.

Wir sehen die Verwaltung und können uns des Eindrucks nicht erwehren, dass diese in weiten Bereichen von der COVID-19 Pandemie eher kalt erwischt worden ist – jedenfalls tut sie sich entsprechend schwer, mit langsamen Lerneffekten. Hier ist angesichts der gestellten Frage für dieses Essay nicht der Ort, in die Tiefe zu gehen,[9] und Antworten haben schon gescheiterte Verfassungskon-

vente gegeben.[10] Das Grundproblem hier ist einfach folgendes: Die Regelwerke, Zuständigkeiten und Abstimmungserfordernisse sind bereits im Normalzustand der Republik zu kompliziert, sprich wenn gar keine große Krise da ist.

Dazu kommt, ebenfalls im Normalzustand, oft ein geringer Standard in der Dichte der wissenschaftlichen *Kapazitäten* in zentralen Feldern, dem eine geringe Nachfrage kausal gegenübersteht. Das bedeutet etwa, dass wir in Österreich kaum starke *Sektorforschungsinstitute*, wie sie etwa in Deutschland, den Niederlanden oder den skandinavischen Staaten etabliert sind, somit zu wenig Evidenz, kaum starke Zeitreihenstudien, kaum unabhängige langfristige Forschung zu Themen in gesellschaftlichen Bereichen haben. *Beratungskommissionen* sind oft von Unernst seitens des Beratenen geprägt, wofür die Stilllegung des Obersten Sanitätsrates

---

8 Das Board hat zwar keine Rechtspersönlichkeit, aber zumindest eine eigene Website: https://futureoperations.at/ (letzter Zugriff: 27.12.2020).

9 Sehr viel Richtiges dazu lässt sich im Kommentar von Wolfgang Gratz in der Wiener Zeitung vom 29.11.2020 nachlesen: „COVID-19 und die evolutionäre Sackgasse des Öffentlichen", abrufbar unter https://www.wienerzeitung.at/nachrichten/chronik/oesterreich/2083897-COVID-19-und-die-evolutionaere-Sackgasse-des-Oeffentlichen.html (letzter Zugriff: 27.12.2020).

10 Siehe etwa den schnörkellosen Aufsatz von Heribert Franz Köck (2017) „The Project of Constitutional Reform in Austria", in: Rainer Arnold und José Ignacio Martínez-Estay (Hrsg.): *Rule of Law, Human Rights and Judicial Control of Power: Some Reflections from National and International Law,* Cham: Springer, S. 271–292, https://doi.org/10.1007/978-3-319-55186-9_15.

während der ganzen Corona-Krise ein anekdotisches Zeugnis ausstellt. Die Verfügbarkeit von *Daten* ist stark verbesserungsbedürftig,[11] und das ist ganz sicher die falsche Strategie, auch wenn wir zu Recht gegen den *Surveillance-Capitalism*[12] und überwachungsstaatliche Tendenzen vorgehen müssen. Schließlich ist der Staat ein zögernder und unzuverlässiger *Besteller von Studien*, für die er die Autor/inn/en, die oft in unterfinanzierten Organisationen arbeiten, häufig nicht kostendeckend entlohnt und ihnen schließlich dadurch Anerkennung spendet, dass er ihre Studien nur höchst ungern veröffentlicht.

Solche Handwerksfragen wären sehr wohl lösbar, wäre das österreichische Politiksystem nur ernsthaft an Evidenz interessiert. Wissenschaft und die damit verbundene Erzeugung von Wahrheiten nahmen nach 1945 für ein paar Jahrzehnte die Rolle einer kleineren Spielfigur am Schachbrett der Großen Koalitionen ein und wurden oft damit beschäftigt, die jeweils gegnerische Staatshälfte in Schach halten zu helfen, wozu zu viel Unabhängigkeit und Transparenz eher hinderlich waren.[13] Heute gibt es neue, von der Politik geprägte und wohl ebenso harte Herausforderungen im Umgang zwischen den beiden Teilsystemen – dazu wollen wir allerdings nicht ins Detail gehen, sondern zur Corona-Krise als solche zurückkehren.

Das Merkmal einer solchen Krise ist, dass sie plötzlich da ist. Die Pandemie bringt ein Tempo und eine zusätzliche Komplexität in die wichtigsten Politikbereiche und lässt die Eigengesetzlichkeiten der einzelnen Teilsysteme der Gesellschaft ebenso klar hervortreten wie die Logiken kleinerer Subsysteme, sprich von Interessensgruppen oder von einzelnen wissenschaftlichen Disziplinen. Zum Erlernen neuer Sprachen und Handlungsweisen ist es dann genauso zu spät wie für Kurse zum Erlernen von Paartänzen, für Feuerwehrübungen und das Anlegen von Vorratslagern.

Die COVID-19 Pandemie nährt den Verdacht, dass das Bewusstsein und die Bereitschaft in Österreich zur Krisenvorsorge nicht sehr hoch ausgeprägt sind, und manche Puffer und Stärken, auf die wir jetzt zurückgreifen können, aus anderen Gründen da sind: In jedem mittleren Ort soll es nach dem Willen der Landespolitiker/innen ein Vollkrankenhaus geben. Das hilft uns jetzt, ist aber nicht aus der Sorge wegen einer Krise entstanden, sondern um einen lokalpolitischen Normalzustand zu optimieren.

Der Staat ist gut genährt, was a priori nicht schlecht ist, verbraucht aber viele seiner Ressourcen durch ein

---

[11] Aufschlussreich dazu der Kommentar von Katharina T. Paul (2020) „Daten, Demokratie und Dunkelziffern" auf der Website des Falter Think Tank: https://cms.falter.at/blogs/thinktank/2020/05/25/daten-demokratie-und-dunkelziffern/ (letzter Zugriff: 3.12.2020). Die „Plattform Registerforschung" weist seit Jahren darauf hin, dass die Daten, die in Verwaltungsregistern an sich zur Verfügung stünden, nicht für die wissenschaftliche Forschung freigegeben werden und dadurch die Überprüfung von staatlichem Handeln auf Effizienz und Fairness entfällt. Siehe zuletzt den kritischen Kommentar der beiden Ökonomen Martin Halla und Harald Oberhofer, „Stopp dem Herrschaftswissen!", abrufbar unter https://www.derstandard.at/story/2000122696492/covid-19-daten-stopp-dem-herrschaftswissen (letzter Zugriff: 27.12.2020).

[12] Shoshanna Zuboff (2019), *The Age of the Surveillance Capitalism. The Fight for a Human Future at the New Frontier of Power*, London: Profile Books.

[13] Rupert Pichler, Michael Stampfer und Reinhold Hofer (2007), *Forschung, Geld und Politik. Die staatliche Forschungsförderung in Österreich 1945-2005*, Innsbruck: Studien-Verlag. Wir tendieren zu vergessen, *wie* geknechtet, ideologisiert, unterfinanziert und verachtet weite Bereiche der Wissenschaften im Politikbetrieb der Nachkriegszeit waren.

überbordendes Verwaltungshandeln, das letztlich das Ergebnis politischer Entscheidungen ist. Weil das Verwaltungshandeln überbordend ist, sind auch vorausschauende Handlungen für den Krisenfall im Normalzustand so schwer zu setzen. Alle Eltern von Schulkindern schließen kurz die Augen und wissen was gemeint ist, selbst wenn sie die sagenhaften österreichischen Schulgesetze noch nie gelesen haben.[14]

Wir sehen mithin weniger die Schwächen im System bei der aktuellen Krisenbekämpfung, sondern stärker diejenigen unseres Normalzustandes, die eben noch mehr schlagend werden, wenn es zur Krise kommt. Dann ist der Entscheidungsspielraum noch enger, dann muss stärker gekünstelt und getrickst und Druck ausgeübt werden, um irgendwie zu einer Stra-tegie im Umgang mit der Krise zu kommen. Die Wissenschaft kann sich, eingezwängt, zugleich unbeachtet und gehetzt sowie leider nicht gut genährt, in einem derartigen Setting nicht zu voller Wirksamkeit entfalten. Was also ist zu tun? Doch wenden wir uns zunächst der Frage zu, ob und wieweit Wissenschaft und Politik miteinander sprechen (können).

3. KÖNNEN WISSENSCHAFT UND POLITIK EINANDER AUF IHREN PFADEN BEGEGNEN?

Ob und wie Wissenschaft und Politik miteinander reden können, ist auch in der einschlägigen Forschung nicht klar. Um zwei besonders markant voneinander abgegrenzte Beispiele zu nennen: Die Systemtheorie nach Niklas Luhmann sieht in Politik und Wissenschaft zwei funktionale Teilsysteme der Gesellschaft, die ihr je eigenes Medium, ihren eigenen Code, ihr eigenes Programm haben und damit letztlich übereinander reden, aber nicht miteinander kommunizieren können. Nähme man Luhmann ganz ernst,[15] dann braucht es zur Überwindung der Grenzen der Teilsysteme vielleicht wirklich eine (heute recht artifiziell wirkende) Konstruktion des „herrschaftsfreien Diskurses", wie ihn wiederum Jürgen Habermas vorgeschlagen hat, welcher nach Errichtung und Einhaltung gesellschaftlicher, moralischer und kommunikativer Standards streben soll und bei dem der Wissenschaft und ihrer Wahrheitssuche eine zentrale Rolle zugestanden wird.[16]

Von einer ganz anderen Situation geht praktisch zur gleichen Zeitperiode Michel Foucault aus, bei dem Macht und Wissen überhaupt in eins fallen: „… jeder Punkt der Ausübung von Macht ist gleichzeitig ein Ort der

---

[14] Das österreichische Schulrecht ist äußerst komplex, da als politischer Kompromiss zwischen Parteien und Regelungsebenen in der Nachkriegszeit gebaut; daher in vielem in Verfassungsrang und somit schwer änderbar und auch deswegen sehr strukturkonservativ. Versuche, es durch autonome Elemente auf Schulebene flexibler zu machen, wurden mit einem hohen Preis an weiterer Komplexität und Steuerungsverzicht bezahlt. In diesem System nisten überaus starke Interessensgruppen. Die Krise hat gezeigt, was in derselben alles *nicht* geht.

[15] Wie der Hannoveraner Philosophieprofessor Dietmar Hübner in einer seiner sehens-werten Vorlesungen bemerkt hat, kann man Luhmann durchaus den Vorwurf machen, eine „German arm chair sociology" betrieben zuhaben, die in Maßen vielleicht relevant sein kann, aber in ihrer Hermetik eher an Hegel erinnern. Unsere Gegenüberstellung ist von dieser Vorlesung inspiriert: https://www.youtube.com/watch?v=Bdu-e6IyYO0 (letzter Zugriff: 18.12.2020).

[16] Normalerweise stünde hier eine Referenz auf Habermas' Theorie des kommunikativen Handelns. Aufschlussreicher als dieses doch recht umfängliche Werk ist aber das Interview mit Axel Honneth („Dialektik der Rationalisierung"), welches publiziert ist in Habermas (1985), *Die neue Unübersichtlichkeit. Kleine Politische Schriften V*, Frankfurt am Main: Suhrkamp, S. 167–208.

Entstehung von Wissen. Und umgekehrt erlaubt und gewährleistet jedes hergestellte Wissen die Ausübung von Macht. Anders gesagt, bilden das, was gemacht wird, und das, was gesagt wird, keinen Gegensatz."[17] „Macht" und „Wahrheit" werden in institutioneller Verfasstheit der Staatswerdung in der Neuzeit bis ins beginnende 20. Jahrhundert hinein gänzlich neu zueinander definiert. Das Miteinander wird dabei geradezu zum Ineinander. Foucault leitet daraus historisch neue (und historisch zufällig entstandene, d.h. kontingente) Machtformen ab, die er in souveräne, Disziplinar- und Biomacht unterscheidet und welchen entsprechend neue staatliche Einrichtungen und Politikfelder korrespondierten; Wissenschafts- und Universitätspolitik wäre demnach der Versuch, die Produktion von neuem Wissen zu kontrollieren.[18]

Der eine sagt also, sie können nicht miteinander reden und der andere sagt, sie können nicht nicht miteinander reden. Der Punkt hier ist nicht, dass die eine oder die andere Position des jeweiligen „Meisterdenkers" richtig ist. Entscheidend ist aber für uns, dass wir beides in Rechnung zu stellen haben: die jeweiligen Eigenlogiken der beiden „Systeme", wie sie die differenzierungstheoretische Wissenschaftssoziologie (egal ob in Bezug auf Luhmann oder eine andere soziologische Makrotheorie) beschreibt, und den Umstand, dass es keine festen Demarkationslinien zwischen Wissenschaft und Politik gibt, diese beiden aber ziemlich aufeinander angewiesen sind, wie es die (zwar nicht auf Foucault zurückgehende, aber zumindest von einem ähnlich gelagerten Forschungsprogramm inspirierte) wissenssoziologischen *Science and Technology Studies* interessiert.

Wir wollen hier zunächst kurz skizzieren, was einige der *Grunddynamiken und -logiken der Politik* in der Demokratie sind: Welchen Anreizen und Signalen folgt sie neben der zweifellos auch vorhandenen jeweili-

gen ideologischen Agenda? Aus den vielen Punkten, die auch erwähnenswert wären, sollen folgende kurz angeführt werden:

Zunächst ist Politik in einer repräsentativen Demokratie die *Vertretung von Interessen*: Das war früher vielleicht eindeutiger („Arbeiterpartei", „Wirtschaftspartei"), indes: Wo ein Bauer oder eine Seilbahnbesitzerin sich hinwenden können, ist immer noch gut erkennbar, und dasgleiche gilt etwa für die organisierte Arbeitnehmer/innenschaft. Solche Interessensvertretung heißt Versprechen abgeben und dann auch Ergebnisse bzw. gute Erklärungen liefern. Im Politikprozess bestehen außerdem kollektive Verhandlungsprozesse und viele „Agendas" neben- und übereinander. Es gibt buchstäblich Eimer voll von hochkomplizierten Situationen.[19] Im *Umgang mit sehr vielfältigen, sehr widersprüchlichen Interessen, Ansprüchen und Faktenlagen* muss es doch eine rationale Lösung geben!? Nein, muss es nicht.

---

[17] Michel Foucault (1973), *La Societé Punitive (Die Strafgesellschaft). Vorlesung*, zit. n.: Michel Senellart (2020), „Situierung der Vorlesungen. Nachwort des Herausgebers", in: Michel Foucault, *Die Regierung der Lebenden. Vorlesung am Collège de France 1979-1980*, Frankfurt am Main: Suhrkamp, S. 457.

[18] Siehe dazu die neue und höchst aufschlussreiche Studie von Ben W. Ansell und Johannes Lindvall (2020), *In-ward Conquest: The Political*

Origins of Modern Public Services, Cambridge: Cambridge University Press, insbes. S. 47.

---

[19] Michael D. Cohen, James G. March und Johan P. Olsen (1972), „A Garbage Can Model of Organizational Choice", in: *Administrative Science Quarterly*, Vol. 17(1), S. 1–25, https://doi.org/10.2307/2392088.

Weiters: *Machterhalt* gilt für einzelne Politiker/innen, für Gruppen innerhalb von Parteien wie für ganze Parteien; über Wahlperioden hinweg und teils noch kürzer. Interessensvertretung ist nur ein Weg davon; Strategie, Spin, Beeinflussung, Medienpolitik und Gewinnung von Meinungsmacht ein weiterer. Ein dritter Weg ist das Besetzen von vielen Feldern im Vorfeld der Politik. Was all dem dient, das ist gerade wichtig. Damit in Zusammenhang, aber doch etwas Eigenes, ist das *Um-die-nächste-Kurve-Kommen*: Politik hat eine hohe Geschwindigkeit und es geht oft um Symbole, Gefühle und Meinungen, daher auch um ständiges Austarieren von Gewichten und zugleich um den Versuch, Profil zu bekommen und zu wahren. Oft geht es um wenige Stunden, häufig ist es ein Umgehen mit Überraschungen, und oft genug im Licht der Öffentlichkeit – das gehört zum Härtesten, was die Arbeitswelt zu bieten hat. Zuletzt, *normative Bindungen*: Der Parteitagsbeschluss und die Gesetzgebung sind das Gegenstück zur Kurvenfahrt. Mit solchen Beschlüssen gibt es nicht nur geschaffene Fakten, sondern eine starke kollektive Bindung der Politik; eine neue Realität hat normativen Charakter, das Spiel eine neue Ebene.

Nichts davon ist verwerflich, sondern der Logik der Politik geschuldet. Wir erinnern uns an Luhmann: Macht ist das Medium, die Wahl das Programm. Wir erinnern uns an Foucault: Die Macht wohnt überall. Solche *Grunddynamiken und -logiken* gibt es auch in der Wissenschaft und auch hier einige Beispiele: In der Wissenschaft geht erst um Fragen, dann um das Ringen um gesicherte Erkenntnis (bis eine noch bessere kommt). Um absolute Wahrheit geht es nicht. Wissenschaft bietet *keinen sicheren Pfad*: Wenn neue Fragen und Probleme auftauchen, sind Konflikte, unterschiedliche Fachmeinungen und Lärm ganz natürlich – aber es wäre auch naiv, die Wissenschaft hier zu entschuldigen oder die Konflikte verhüllen zu wollen. Am Ende geht es um die Produktion zeitintensiver, einander oft widersprechender und vorläufiger Studien, die dann mit allen *Wenns und Abers* versehen gegen andere wissenschaftliche Meinungen in Stellung gebracht werden. Außerdem braucht es *lange Zeiträume für Erkenntnisgewinn und hohe Ansprüche an Gültigkeit und Qualität der Ergebnisse*: Diese liegen stabil vor, wenn sie im eigenen System der Wissenschaft anerkannt sind. Bei starkem Infrage-Stellen von bisher anerkanntem Wissen treffen die Erneue-

rinnen und Erneuerer auf erbitterten Widerstand der bisher herrschenden Lehre. Aber diese aus der Zeit von Kuhns „Paradigmen" gekennzeichnete Sichtweise[20] hat sich auch weiterentwickelt; Wissenschafter/innen sind heute den Perspektivenwechsel gewohnt, ja sie suchen ihn vielleicht sogar, weil es hier Distinktionsgewinne zu gewinnen gibt.

Die Wissenschaft ist eigentlich eine Assemblage an *hochspezialisierten Disziplinen*: Das sind räumlich weit gespannte *Epistemic Communities* mit eigenen Kulturen und Fachsprachen, für die Kolleg/inn/en drei Türen weiter oft genauso unverständlich wie für eine/n Politiker/in. Die Wissenschaftskarriere ist mindestens so sehr von der Anerkennung in der hoffentlich global aktiven Community abhängig wie von der in der eigenen Wissenschaftsorganisation (in der Regel, aber nicht notwendigerweise eine Universität). Nämliche Organisation, eben meist eine Universität, ist nicht so einfach zu führen wie ein Unternehmen. Die *faktische Unregierbarkeit* ist aus den Produktionsbedingungen der Wissenschaft

---

[20] Thomas S. Kuhn (1970), *The structure of scientific revolutions* (2. Aufl.). Chicago: University of Chicago Press.

ableitbar: hohe Autonomie aufgrund der Wissenschaftsfreiheit, zunftartige Organisationsform und vor allem der Charakter der Wissenschaft als Expert/inn/ensystem.

Der Wissenschaftsbetrieb ist zudem ein enges Gewebe sozialer Verhältnisse mit ausgeprägter Ungleichheit und spezifischen Verhaltenserwartungen und Rollen – etwa tradierte, oftmals nicht transparente und auch durchaus diskriminierende Ausschlussverfahren (wer darf nicht Teil der Wissenschaft sein) oder eine beinharte Hackordnung basierend auf einem für Außenstehende schwer nachvollziehbaren Reputationswesen. Das stellt seinerseits Quellen einer Reihe von *Fehlfunktionen* der Wissenschaft dar.[21] Denn zuletzt ist trotz aller kollektiven Anstrengungen, trotz aller Interdisziplinarität und Teamleistung der/die Wissenschafter/in über weite Strecken eine Einzelperson auf dem Weg zur Professur, zur Anerkennung, zum Preis. *Individualleistung als Anerken-*

nungsprinzip: Auf diesem Weg gibt es naturgemäß Auffassungsunterschiede, Konflikte und eben Lärm.

All das ist wiederum der Logik der Wissenschaft geschuldet. Wir erinnern uns an Luhmann: Wahrheit ist das Medium, die (aktuelle) Theorie das Programm. Wir erinnern uns an Foucault: Macht ist überall und Unschuld eine Strategie.

Was bedeutet das für uns? Wir haben drei Beobachtungen anzustellen. Erstens, Wissenschaft und Politik/Verwaltung können leicht ein falsches Bild voneinander bekommen – und sie haben oft auch ein solches. Im Jahr 2013 gab es in englischsprachigen Medien eine schöne Konfrontation zum Verhältnis von Wissenschaft und Politik und was – bitte, gefälligst – die jeweils andere Seite an den Eigengesetzlichkeiten ihres Gegenübers anerkennen sollte: In *Nature*, und dann im *Guardian* erschien *Top 20 things politicians need to know about science*[22], im strengen Ton vorgebracht von drei australischen bzw. englischen Wissenschaftern, die

offensichtlich vor allem vom Umgang der Politik mit Daten und Statistik enerviert waren; vielleicht deshalb enthielt die Auflistung auch das item (12): „Scientists are human". Die Antwort kam postwendend von einem Mitarbeiter des britischen Parliamentary Office of Science and Technology: *Top 20 things scientists need to know about policy-making*,[23] mit den beiden Grundaussagen: Das Politiksystem (politics und policies) ist vielleicht etwas komplexer als ihr euch das vorstellt, und wir, die im Politiksystem arbeiten, sind auch nicht erst gestern auf die Welt gekommen. Von einem sportlichen Standpunkt aus betrachtet, ging diese Runde an die Politik. Zweitens, trotz dieser Missverständnisse drehen sich Wissenschaft und Politik ständig umeinander, sie schaffen Grenzen und „Grenzobjekte"[24]

21 Siehe Klaus Fischer (2007) „Fehlfunktionen der Wissenschaft", in: *Erwägen – Wissen – Ethik*, Vol. 18(1), 3–15; in englischer Übersetzung: Klaus Fischer (2008), „Science and Its Malfunctions", in: H*uman Architecture: Journal of the Sociology of Self-Knowledge*, Vol. 6(2), S. 1–22.

22 „Top 20 things politicians need to know about science", https://www.theguardian.com/science/2013/nov/20/top-20-things-politicians-need-to-know-about-science (letzter Zugriff: 10.12.2020).

23 „Top 20 things scientists need to know about policy-making", https://www.theguardian.com/science/2013/nov/20/top-20-things-politicians-need-to-know-about-science (letzter Zugriff: 10.12.2020).

24 „Boundaries" und „boundary objects" sind seit langem ein besonders beliebter (wenngleich recht fluider) Untersuchungsgegenstand in den Science and Technology Studies; oder, wie David H. Guston (2000) trocken festhält: „The use of boundary objects, however, is almost infinitely flexible." Between politics and science: assuring the integrity and pro-

und Regeln und Empfehlungen; sie sind auch voneinander abhängig: die Wissenschaft nicht zuletzt vom Geld, welches die Politik ihr zukommen lässt,[25] die Politik von den Erkenntnissen der Wissenschaft, auf denen wirtschaftliches Wachstum, technologischer Vorsprung im Wettbewerb der Nationen und eben auch empirisch fundierte Handlungsempfehlungen beruhen sollen. Letzteres ist in einer massiven Krisenerfahrung besonders wichtig. Jedenfalls zeigen sowohl historische wie auch aktuelle Beispiele deutlich, dass Politik und Wissenschaft sich ihre gegenseitige Abgrenzung immer auch ein Stück weit bewusst konstruiert haben[26]

und dass einige der produktivsten Bereiche dort zu finden sind, wo Wissenschaft, Politik und Verwaltung planerisch produktiv miteinander umgegangen sind; nicht ganz zufällig heißt die Quelle, die hier instruktive Beispiele bereitstellt, *„Saving Science"*.[27]

Drittens, im Falle der entscheidungsvorbereitenden Wissenschaft tarieren sich Nachfrage und Angebot ständig neu aus.[28] In dem Zusammenhang ist *„speaking truth to power"* vielleicht wertvoll als moralischer Imperativ, gerade auch für pragmatisierte Wissenschafter/innen – aber dann hört sich der Nützlichkeits- und Realitätsgehalt dieser Maxime für unsere Frage schon auf. Denn umgekehrt gibt es durchaus Beispiele, wo „unbequemes Wissen" durch sozial konstruierte Ignoranz zum Verschwinden gebracht werden kann – und in vielen Fällen schließt dies die beteiligten

Wissenschafter/innen mit ein.[29] Viel relevanter für uns daher: Die Politik behauptet in ihrem Tun und in ihren Begründungszusammenhängen wenigstens nicht, dass sie ihre Handlungen in Unschuld und in einem gleichsam interesselosen Interesse setzt. Sie will und muss in konfliktreichen und verwaschenen Situationen Entscheidungen herbeiführen. Das heißt eben auch gegenüber der Wissenschaft, dass Entscheidungen (wie: Ohren öffnen, Kontexte erklären, Institutionen bauen, Finanzierung sicherstellen, …) in Zeiten vor Krisen getroffen und umgesetzt werden sollen.

4. UND NUN?

Es ist eindeutig, dass die Wissenschaften – als globales, in unserem Fall vor allem naturwissenschaftlich-biomedizinisches Unternehmen – große Prüfungen bestehen können und im Fall der COVID-19 Pandemie auch gerade bestehen. Noch nie ist so schnell, so breit, so global, so

ductivity of research, Cambridge: Cambridge University Press, S. 29. Siehe auch Thomas F. Gieryn (1995), „Boundaries of Science," in: Sheila Jasanoff, Gerald E. Markle, James C. Peterson, Trevor Pinch (Hrsg.): Handbook of Science and Technology Studies, London: Sage, S. 393–443.

[25] Paula E. Stephan (2012), *How economics shapes science*, Cambridge, Mass.: Harvard University Press.

[26] Mitchell Ash hat dafür einmal den Begriff der „Ressourcenkonstellation" geprägt, siehe etwa Ash (2002), „Wissenschaft und Politik als Ressourcen für einander", in: Rüdiger vom Bruch, Brigitte Kaderas (Hrsg.): *Wissenschaften und Wissenschaftspolitik – Bestandaufnahme zu Formationen, Brüchen und Kon-*

tinuitäten im Deutschland des 20. Jahrhunderts, Stuttgart: Steiner, S. 32–51.

[27] Daniel Sarewitz (2016), „Saving Science", in: *The New Atlantis*, Vol. 49, S. 1–40.

[28] Instruktiv: Daniel Sarewitz und Roger Pielke, Jr. (2007), „The neglected heart of science policy: reconciling supply of and demand for science," in: *Environmental Science & Policy*, Vol. 10(1), S. 5–16.

[29] Steve Rayner (2012), „Uncomfortable knowledge: the social construction of ignorance in science and environmental policy discourses", in: Economy and Society, Vol. 41(1), S. 107–125.

kollaborativ und noch dazu höchst erfolgversprechend eine große Herausforderung für die Menschheit angegangen worden. Es bleibt zu hoffen, dass sich in der kollektiven Erinnerung auch durchsetzt, dass es eben die öffentlichen Hände (vor allem der Nationalstaaten) waren, die jahrzehntelange Grundlagenforschung, kollaborative Forschung zu riskanten und strukturell komplizierten neuen Fragen sowie Transfer und Ausbildung finanziert und getragen haben.[30] Die gegenwärtige Krise ist auch ein Triumph der und ein Plädoyer für die staatlich finanzierte Wissenschaft – was keine Schmälerung etwa der phänomenalen Leistungen der Pharma- und *Life-Sciences*-Industrie bedeutet. Das Prüfungsergebnis ist auch deshalb so positiv, weil es relativ gesehen besser ausfällt als für jede andere Art von Akteur/inn/en und Institutionen, die Spitalsmedizin einmal ausgenommen. Das Zeugnis ist ein globales Dokument, weil es sich nur für die globale Wissenschaft ausstellen lässt. Mainz ist auf dieser Ebene Cambridge/Mass., ist Peking,

ist Oxford, ist Wien. Wer was beitragen kann, hängt freilich stark von den vorher lokal geschaffenen Strukturen und Bedingungen ab, aber die vielen, die sich impfen lassen, werden wohl nicht allzu wählerisch sein, woher die Charge kommt.

Das, was als Forschung für Politikgestaltung bzw. die Rolle der Forschung eingebunden in Politikgestaltung gegen eine Krise bezeichnet werden kann, spielt eine ebenso wichtige Rolle, muss aber anders gedacht werden, nämlich überwiegend lokal, sprich national und ist daher auch vor allem auf dieser Ebene zu betrachten[31]. Hier kommen die Geistes- und Sozialwissenschaften massiv herein, wohingegen die Natur-, Ingenieurs- und medizinischen Wissenschaften in einer anderen Funktion als im globalen Spiel auftreten, nämlich als Übersetzer/innen, auch als Erklärer/innen und als Bereitsteller/innen von Evidenz.[32] Der Kontext

ist hier überall sehr stark und dicht; kulturell, traditionell und organisatorisch bis zum Geht-nicht-mehr aufgeladen. Wer ihn nicht sieht und verstehen kann, hat schon verloren, egal ob Fragen gestellt oder schon beantwortet werden sollen.

Dieser Kontext heißt: „Wer entscheidet? Wer entscheidet im und über den Ausnahmezustand? Wer hört wem zu? Wer spricht mit welcher institutionell bereitgestellten und vom *track record* her untermauerten Legitimation? Wo treffen sich die verschiedenen Stimmen, um einander zuzuhören und die Sprache der Expertise der jeweils anderen verstehen zu lernen? Ist das, so es stattfindet, vornehmlich ein wertvoller Dialog zwischen Wissenschaften oder auch eine Brücke zur Politik? Wessen Aufgabe ist der Bau solcher Brücken? Was gibt es an institutionellen Gefäßen, um Probleme verstehen

---

[30] Das hat Mariana Mazzucato deutlich herausgearbeitet, siehe Mazzucato (2015), *The entrepreneurial state:debunking public vs. private sector myths*, New York: Publicaffairs.

[31] Die wichtige Rolle der EU als transnationaler Staatengemeinschaft und als Akteur ist dabei nicht vergessen.

[32] Da in der Wissenschaft, wie oben schon angeführt, die Wahrheit immer eine relative ist, bevorzugen wir (wieviele andere) den Begriff der Evidenz. Es ist uns bewusst, dass dies zum Teil ein semantisches Verschieben des zugrundeliegenden Problems ist. Interessan-

terweise haben Forscher/innen aus Österreich zum Verhältnis von Evidenz, Wahrheit, Expertise in den letzten Jahren wichtige Beiträge geliefert, siehe etwa Katharina T. Paul und Christian Haddad (2019), „Beyond evidence versus truthiness: toward a symmetrical approach to knowledge and ignorance in policy studies", in: *Policy Sciences*, Vol. 52(2), S. 299–314; Anna Durnová (2019), „Unpacking emotional contexts of post-truth", in: *Critical Policy Studies*, Vol. 13(4), S. 447–450.

und bearbeiten zu können – durchaus, bevor losgeforscht wird? Welche Budgets, Doktoratsschulen, Labors, Datenreihen stehen zur Verfügung, wenn losgeforscht wird?

Die Beschreibung für Österreich lautet in zwei Worten: holprig und matt. Die Corona-Krise zeigt, was vorher nicht getan und was beim *Capacity-Building* und bei evidenzorientierten Forschungs- und Dialogstrukturen primär von der Politik versäumt worden ist. Schwierige Zeiten benötigen Halt und Orientierung, nicht nur durch kommunikative Auftritte, sondern auch institutionell, sprich Anker *und* Uhren, um für Festigkeit zu sorgen und um die Abläufe besser strukturieren zu können. Das Bild für Österreichs administrativ-politische Strukturen ist ziemlich klar, auch wenn heute darüber seitens derer, die Änderungen in der Hand haben, nicht viel gesprochen werden mag: Schwächen in Messung und Synchronisierung; geringer Grad an Verankerung.

Doch auch die Wissenschafter/innen und ihre Organisationen haben Verantwortung, nämlich ihr Denken und Tun nicht a priori als wahr und vor allem nicht als neutral zu sehen. Wenn wir von evidenzbasierter Politik reden, dann sollten wir nicht vergessen, sie auch als politikbasierte Evidenz anzusehen und so zu verankern. Der bekannte englische Gesundheitsforscher Michael Marmot sagt: *„A simple prescription would be to review the scientific evidence of what would make a difference, formulate policies, and implement them …. Unfortunately this simple prescription, applied to real life, is simplistic. The relation between science and policy is more complicated. Scientific findings do not fall on blank minds that get made up as a result. Science engages with busy minds that have strong views about how things are and ought to be."*[33] Es sind immer Annahmen und Weltbilder dahinter und Naivität ist wirklich keine Tugend.

Hat das Verhältnis zwischen Wissenschaft und Politik durch die Corona-Krise eine neue Dimension gewonnen? Für Österreich können wir das nicht in einem bedeutenden Ausmaß erkennen, weder im umgangssprachlichen noch im mathematisch-geometrischen Sinn des Wortes Dimension, und das gilt für beide Seiten. Die Uhren der beiden Teilsysteme gehen besonders auffällig anders und auch die wechselseitige Verankerung von Wissenschaft und Politik ist noch geringer ausgeprägt als wir es aus anderen Ländern zu kennen vermeinen. Gerade die schwachen Ausgangsbedingungen – wir haben die Sektorforschung, Dialog- und Beratungsformate, Datenlage, Ernst des Staates in Bezug auf Wissenschaft und Capacity-Building genannt – dürften jetzt in der Krise eine bremsende Funktion ausüben: Es gibt eben wenig Plattformen, von denen aus etwas rasch wachsen könnte. Der traditionell eher schwache Status gerade der Gesundheitsforschung (wie *Public Health*)[34] oder der Bildungsforschung machten das Erreichen einer neuen Dimension tatsächlich schwer. Das heißt nicht, dass keine Lichtblicke oder Potenziale da sind: Innerhalb der Wissenschaften haben sich neue disziplinenübergreifende Koalitionen gebildet, die

---

33 Michael Marmot (2004), „Evidence based policy or policy based evidence? Willingness to take action influences the view of the evidence", in: *BMJ*, Vol. 328(7445), S. 906 f.

34 In den bevölkerungsmäßig doppelt so großen Niederlanden gibt es eine Fördereinrichtung namens ZonMW für Gesundheitsforschung von Wissenschaft bis hin zu Umsetzungsschritten in Praxiskonzepte mit € 300 Mio. Jahresbudget; https://www.zonmw.nl/en/ (letzter Zugriff: 27.12.2020). Für Österreich verkennen wir nicht, dass sich beide angesprochenen Bereiche in den letzten Jahren besser zu entwickeln beginnen.

Datenfrage wird stärker auch legistisch in den Blick genommen, und Foren wie das *Future-Operations-Clearing-Board* geben Raum für neue Dialoge zwischen Wissenschaft, Politik und Verwaltung. Diese weichen Instrumente sind auch die richtigen – in einer Krise sollen ja nicht die Strukturen geändert werden. Was passieren muss, ist ein prozyklisches Handeln nach der Überwindung der unmittelbaren Krise: Dann sind bessere Uhren zu kaufen, bestehende zu reparieren, dann ist es Zeit, stabile Anker zu fertigen.

Bilden sich dabei wechselseitige Abhängigkeiten und Machtverhältnisse zwischen Wissenschaft und Politik aus? Die Intensität im Umgang dürfte sich schon ein Stück weit vertiefen, die Machtverhältnisse und die Abhängigkeiten bleiben dieselben. Es gibt wenig Hinweise darauf, dass die österreichische Politik und Verwaltung die Wissenschaften durchgängig in einer neuen, so starken Intensität benötigen würden, dass es sich um eine Wechselseitigkeit handelt: Die Strukturen und Allokationsmuster haben sich eben nicht wesentlich geändert[35] und es gab nur

überschaubare Corona-Forschungsförderungsprogramme. Die Wissenschaft darf zwar beratend an verschiedenen Tischen sitzen, doch wer wozu wann im Dialog spricht, wird eindeutig von der Politik bestimmt und ihre Entscheidungen deuten nicht auf strukturiertes *evidence based policy making*. Ob es in der Folge prozyklisch zu Handlungen und Änderungen kommen wird, lässt sich aus heutiger Sicht noch nicht sagen.

Die Frage nach der Kommunikation und der Kommunikationsfähigkeit der Wissenschaft ist ebenfalls stark geprägt von einem verhältnismäßig geringen Ausgangsniveau, mit einigen sehr wohl zu beobachtenden Bemühungen von Wissenschaft, Politik und Medien. Die Ressourcen und

Strukturen sind schwach ausgeprägt; und wie anderswo, ist es auch in Österreich traditionell sehr schwer, diese Kommunikation gelingend herzustellen. Wieder sehen wir Zusammenhänge zur Krise und beobachten, dass es zwischen Auftrittshäufigkeit und wissenschaftlicher Leistungsfähigkeit nicht in allen Fällen eine direkte Verbindung gibt. Umgekehrt sehen wir mehr Anstrengungen zahlreicher Institutionen, Wissenschaft und Evidenz aufzubereiten und zu kommunizieren. Problematisch wird es, wenn wissenschaftliche Erkenntnis zum Marketing verkommt, wenn es bloß in Form von Presseaussendungen in die Welt getragen wird und keine kritische Rezeption und Kontextualisierung erfährt. Es braucht Wissenschaftsjournalist/inn/en, die Zeit und Wissen haben, sich – siehe Ed Yong – ins Material einzuarbeiten. Es braucht auch eine Kritik (und Kritikbereitschaft) an den handelnden Akteur/inn/en, und damit meinen wir nicht nur Personen, sondern auch und insbesondere Organisationen wie Universitäten.

Und nun?

Wir bleiben für Österreich beim Bild der Anker und der Uhren. Was die Anker betrifft: Erstens brauchen wir, gelassen ausgesprochen, endlich eine

---

[35] Es soll nicht in Abrede gestellt werden, dass seitens der Politik in den letzten Jahren und auch jüngst für Universitäten und Wissenschaft mehr Mittel zur Verfügung gestellt wurden und auch werden. Die Argumentation für die jüngsten Budgetentscheidungen war freilich nicht ursächlich mit der Corona-Krise verbunden, sondern folgtüberwiegend einem eigenen, gesonderten Narrativ einer umfassenden Wettbewerbfähigkeit und einer langen Aufholjagd. Siehe dazu den OECD Länderbericht zu Österreich aus 2018: *OECD Reviews of Innovation Policy: Austria 2018, Country Report*, Paris: OECD, https://doi.org/10.1787/9789264309470-en (letzter Zugriff: 10.10.2020), und die entsprechenden Reaktionen.

Verfassungsreform, die den föderalen Staat deutlich einfacher werden lässt und eindeutigere Zuständigkeit dem Bund, den Ländern und den Organisationen selbst zuordnet. Zweitens ist es eine klare Lehre aus der Krise, dass die Wissenschaft im Anschluss an dieselbe prozyklisch intensiv zu finanzieren ist. Das soll die kompetitive wissenschaftliche Forschung ebenso stärken wie wissenschaftliche Institutionen und Sektor- und interdisziplinäre Policy-Forschung. Dabei ist auch darauf zu achten, dass die Funktionsweise von Expert/inn/eneinrichtungen der Regierung wie GÖG oder AGES in Richtung unabhängiger Forschung weiter gestärkt werden kann. Wir müssen drittens für die Forschung Talente von überall her für unsere Institutionen und ihnen attraktive Möglichkeiten geben.[36]

Anker und Uhren zugleich sind die Daten und Datenstrukturen: Hier liegen Vorschläge und Initiativen zuhauf vor, wie unter Einhaltung von Privacy- und Sicherheitsstandards Österreich bestehende Daten besser für die Forschung einsetzen kann als auch neue Register, Panels und andere Datensätze für eine stärker evidenzorientierte Politikgestaltung einführen kann. Das ist wissenschaftliche Infrastruktur im besten Sinn.

Zu den Uhren schließlich: Wer tickt wie und was kann vom Ziffernblatt abgelesen werden? Wir sollten dabei erstens die Wissenschafter/innen als politisch listige Akteurinnen und Akteure ansehen (das sind sie nämlich) und sie nicht in Ruhe lassen; diejenigen, die nicht zugeben mögen, dass sie in einer politischen Welt nicht nur leben, sondern immer auch eine aktive Rolle spielen, können wir höflich ignorieren lernen. Überhaupt, lernen: Wir sollten voneinander lernen, aber wir sollten auch – zweitens – Räume schaffen zum Lernen, dabei in wenigstens zwei Arten von Gesprächsgremien zwischen Politik und Wissenschaften: Übungsplätze wie das Future-Operations-Clearing-Board und ernsthafte Beratungsgremien mit klarem Mandat. Hier stellen die Beteiligten im Dialog ihre Uhren ein, im Wissen, dass es eine echte Synchronisierung nicht geben kann.

Was, zuletzt, sollen wir jede Stunde von der Politik wollen? Offene Ohren, stabile Finanzierung und Darlegung ihrer Entscheidungsgründe wären schon einmal drei schöne Dinge.

---

[36] Denken wir an die nunmehrige Nobelpreisträgerin Emmanuelle Charpentier oder an die Kinder türkischer Einwanderer namens Özlem Türeci und Ugur Sahin, die als Forscher/innenpaar in Mainz gemeinsam mit dem Auslandsösterreicher Christoph Huber den ersten COVID-Impfstoff entwickelt haben.